Nandhini G.
Rajesh Sasidharan Nair
Mano Christaine Angelo

# Pós e núcleo

Nandhini G.
Rajesh Sasidharan Nair
Mano Christaine Angelo

# Pós e núcleo

ScienciaScripts

Cover image: www.ingimage.com

This book is a translation from the original published under ISBN 978-620-7-65367-6.

Publisher:
Sciencia Scripts
is a trademark of
Dodo Books Indian Ocean Ltd. and OmniScriptum S.R.L publishing group

120 High Road, East Finchley, London, N2 9ED, United Kingdom
Str. Armeneasca 28/1, office 1, Chisinau MD-2012, Republic of Moldova, Europe
Printed at: see last page
**ISBN: 978-620-7-98939-3**

Índice

# PÓS E NÚCLEO

## INTRODUÇÃO

A dentisteria de restauração e a endodontia chegaram a um ponto em que desfrutam de uma relação simbiótica. O dentista restaurador precisa de utilizar o tratamento endodôntico para reter dentes com danos pulpares ou periapicais. Após a terapia endodôntica, devem ser instituídas medidas de restauração muito específicas para preservar e proteger o dente tratado.

***O tratamento endodôntico remove o conteúdo vital do canal, deixando o dente sem polpa e resultando em dentes com tecidos calcificados que contêm significativamente menos humidade, cerca de 9% menos água, o que diminui o recuo elástico da dentina. Assim, há uma maior deformação de um dente sem polpa em comparação com um dente saudável. Por conseguinte, existe um maior risco potencial de um dente que tenha sido submetido a um tratamento de canal poder fraturar sob tensão.*** O tratamento endodôntico evita que o dente seja extraído, mas só uma restauração adequada o restabelecerá como um elemento funcional da boca a longo prazo. A restauração de um dente através do tratamento do canal radicular tem um valor limitado se a coroa do dente não for satisfatoriamente restaurada. ***A forma como um dente obturado por um canal radicular é restaurado é, por conseguinte, de importância considerável.***

O dente tratado endodonticamente deve ser fortificado de forma a suportar forças verticais e laterais e não estar sujeito a fratura. A amálgama, tal como é habitualmente utilizada para restaurar um dente, não é considerada a melhor escolha, uma vez que as cúspides ficam desprotegidas e sujeitas a fratura vertical. A utilização de uma coroa sobre um dente tratado endodonticamente, por si só, não é recomendada. A redução adicional de paredes já minadas pode tornar o dente tratado sujeito a fratura horizontal na linha gengival ou perto dela. Um inlay, na medida em que também é uma restauração intracoronária, conduz à mesma fraqueza que a amálgama. Assim, resta considerar um onlay, que cobre as cúspides e protege contra a fratura vertical. Ainda assim, o potencial de fratura horizontal permanece, uma vez que a câmara pulpar é normalmente minada. Por estas razões, deve ser adicionado um suporte vertical a todas as restaurações mencionadas, para que sejam suficientemente fortes para proteger o dente tratado da fratura horizontal.

Para reforçar o dente tratado e proteger contra a fratura vertical, é necessário algum tipo de estabilização que fixe a restauração à estrutura dentária remanescente. Isto é conseguido através da utilização de ***um pilar (também referido como cavilha), de preferência com um núcleo ou coping e uma coroa ou onlay como superestrutura para dar estabilização coronal-radicular.*** Um pilar e núcleo é uma restauração que consiste num pilar que se adapta a um canal radicular preparado e um núcleo inserido na câmara pulpar que estabelece a preparação coronal adequada do dente. ***O pilar e o núcleo são feitos com um material rígido que, quando cimentado no canal radicular e na câmara pulpar, proporciona uma restauração de base sólida que fica bem retida no dente.*** Assim, a função primária de um pilar é ajudar a ***reter um núcleo para restaurar a estrutura dentária***

***perdida para a retenção de uma restauração e não para fornecer força ou resistência à fratura.***

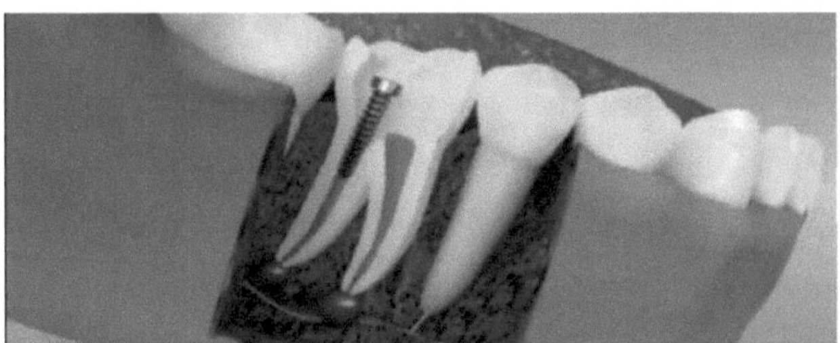

FIGURA 1: POSTE E NÚCLEO

## HISTÓRIA

Vários métodos de restauração de dentes sem polpa têm sido relatados há mais de 200 anos. ***Em 1747, Pierre Fauchard descreveu o processo pelo qual as raízes dos dentes anteriores superiores eram utilizadas para a restauração de um único dente e para a substituição de vários dentes.*** Os pilares eram fabricados em ouro ou prata e fixados no espaço do canal radicular com um adesivo amolecido pelo calor chamado ***"mastique".*** A longevidade das restaurações efectuadas com esta técnica foi atestada por Fauchard: "Os dentes e as próteses artificiais, fixados com pilares e fios de ouro, aguentam melhor do que todos os outros. Por vezes, duram 15 a 20 anos e até mais sem se deslocarem. O fio comum e a seda, utilizados habitualmente para fixar todos os tipos de dentes ou peças artificiais, não duram muito tempo".

Na época de Fauchard, as coroas de substituição eram feitas de osso, marfim, dentes de animais e coroas de dentes naturais sólidos. Gradualmente, a utilização destas substâncias naturais foi diminuindo para ser lentamente substituída pela porcelana. Foi utilizado um pivot (atualmente designado por pilar) para reter a coroa de porcelana artificial num canal radicular, e a combinação coroa-pilar foi designada por ***"coroa pivot". As coroas pivotantes de porcelana foram descritas no início de 1800 por um conhecido dentista de Paris, Dubois de chemant.*** O pivotamento (colocação) de coroas artificiais em raízes naturais tornou-se o método mais comum de substituição de dentes artificiais e foi referido como o "melhor que pode ser empregue" por Chapin Harris na Dental Art em 1839.

As primeiras coroas pivotantes nos Estados Unidos utilizavam ***pivots de madeira temperada (nogueira branca).*** O pivot era adaptado ao interior de uma coroa totalmente em cerâmica e também ao espaço do canal radicular. A humidade inchava a madeira e mantinha o pivot no lugar. Surpreendentemente, Prothero relatou a remoção de duas coroas de incisivos centrais com pivots de madeira que tinham sido utilizadas com sucesso durante 18 anos. Subsequentemente, as coroas com pivô foram fabricadas utilizando ***combinações de madeira/metal e, posteriormente,*** foram utilizados ***pivôs totalmente metálicos mais duradouros***. ***A retenção do pivô*** metálico ***foi conseguida através de vários meios, tais como roscas, pinos, rugosidade da superfície e desenhos divididos que proporcionavam a retenção mecânica da mola.***

Infelizmente, ***estes primeiros profissionais não dispunham de cimentos adequados - cimentos que teriam melhorado a retenção dos pilares e diminuído a abrasão da raiz causada pelo movimento dos pilares metálicos dentro do canal.*** Uma das melhores representações de um dente pivotado aparece na obra Dental Physiology and Surgery, escrita por Sir John Tomes em 1849. O comprimento e o diâmetro do pilar de Tome estão em conformidade com os princípios actuais de fabrico de pilares.

A terapia endodôntica realizada por estes pioneiros da medicina dentária incluía apenas esforços mínimos para limpar, moldar e obturar o canal. O uso frequente de pinos de madeira em canais vazios levou a repetidos episódios de inchaço e dor. Os pinos de madeira, no entanto, permitiam a saída dos chamados "humores mórbidos". Uma ranhura no pino ou no canal radicular proporcionava um caminho para a supuração contínua dos tecidos perirradiculares.

Embora muitas das técnicas de restauração utilizadas atualmente tenham tido o seu início no século XIX e no princípio do século XX, o tratamento endodôntico adequado foi negligenciado até anos mais tarde. Atualmente, ***tanto os aspectos endodônticos como protéticos do tratamento avançaram significativamente, foram desenvolvidos novos materiais e técnicas e está disponível um conjunto substancial de conhecimentos científicos nos quais se podem basear as decisões de tratamento clínico.***

# REVISÃO DA LITERATURA

**Dominick C. Larato (1966)**[29] descreveu o fabrico do pilar e da coroa para dentes sem polpa que podem ser moldados como uma unidade através da construção de um padrão com resina acrílica de cura a frio e cera. ***Um pilar e coroa fundidos numa única unidade poupou tempo valioso na cadeira e simplificou uma operação sem sacrificar a precisão ou os requisitos estéticos.***

**Nathaniel Goldrich (1970)**[1] 3 descreveu duas técnicas para dentes tratados endodonticamente que requerem um pilar de ouro que deve acomodar uma coroa satisfatória. Numa técnica, parte de um clip de papel foi utilizada como núcleo para desenvolver o padrão de cera para um pilar de ouro. Na outra, um pedaço de resina acrílica formou o núcleo para um padrão de resina, que foi subsequentemente fundido em ouro. Em ambos os casos, o pilar foi adaptado a uma coroa existente.

**Morton L. Perel e Fredrick I. Muroff (1972)**[39] delinearam os princípios que são essenciais para qualquer restauração de pino e núcleo bem sucedida, independentemente do método utilizado, com base em considerações endodônticas e de prótese fixa.

- O poste deve ser ***suficientemente longo para evitar tensões internas excessivas*** na raiz.
- O ***diâmetro do poste deve ser adequado para evitar que*** o ouro fundido ***se dobre***.
- Um ***assento oclusal positivo*** para a porção do núcleo evitará a ***ação de cunha*** pelo pilar cónico.

- ***Uma adaptação interna correta do pilar*** distribuirá as ***tensões internas tão uniformemente quanto possível*** e permitirá apenas uma camada fina e uniforme de vedante de cimento.

- A ***porção do núcleo deve ser tão próxima do ideal quanto possível para receber o retentor selecionado.*** O núcleo deve substituir apenas a estrutura dentária em falta.
- A estaca deve ficar na ***direção do eixo longo da raiz***.

**Noah Stern e Zvia Hirshfeld (1973)**[54] descreveram vários princípios que devem ser considerados na preparação de dentes tratados endodonticamente para restaurações de pinos e núcleos.

- A cavilha e a alma devem ter um assento positivo para evitar uma ação em cunha do poste.
- O ***assento deve ser uma superfície plana perpendicular ao eixo da raiz,*** o que também impede que a cavilha entre no canal para além do limite pré-determinado.
- A forma transversal e vertical do canal radicular preparado deve seguir o ***contorno da superfície exterior da raiz.***
- O comprimento da cavilha deve ser determinado pelo ***suporte ósseo da raiz envolvida*** e a extensão apical da ***cavilha preparada*** biomecanicamente ***deve atingir um ponto que se situe, pelo menos, a meio caminho entre o ápice da raiz e a crista alveolar do osso de suporte.***

**Eugene C. Hanson e Angelo A. Caputo (1974)**[17] realizaram um estudo para fornecer diretrizes para a ***retenção de cavilhas utilizando vários cimentos dentários, tais como policarboxilato, fosfato de zinco e cianoacrilato de etilo, com períodos de inserção de 1,5 horas, 7 a 12 dias e 30 a 44 dias (curto, intermédio e longo prazo, respetivamente).***

Foram utilizados Para-Postes Whaledent que são cavilhas cilíndricas, serrilhadas, ventiladas, de aço inoxidável com diâmetros de 0,05 polegadas, 0,06 polegadas e 0,07 polegadas. O ***Para-Post de 0,06 polegadas de diâmetro apresentou a maior retenção*** para todos os cimentos. Os cimentos de cianoacrilato foram os mais retentivos para todos os ***diâmetros de cavilhas em 1,5 horas.*** Com períodos de embebimento de sete dias ou mais, não houve diferença significativa entre os cimentos de acordo com os valores de retenção. ***Os valores de retenção aumentaram com o aumento do tempo após a instalação para todos os cimentos e cavilhas.*** Os dentes tratados com monoclorofenol canforado e com cavilhas de 0,06 polegadas não apresentaram diferenças significativas na retenção com nenhum dos três cimentos.

**Brian G. Tidmarsh (1976)**[56] descobriu que ***o comportamento biomecânico dos dentes sob carga indica a necessidade de métodos apropriados de restauração de dentes posteriores tratados endodonticamente para assegurar a sua retenção como unidades funcionais da dentição.*** Os factores biomecânicos, tais como a perda do estado laminado sob tensão, a quantidade muito reduzida de estrutura dentária sobre a qual as cargas irão incidir e a perda de humidade, enfraquecem os dentes sem polpa. ***A estrutura dentária enfraquecida deve ser protegida através da sobreposição das cúspides, ou deve ser substituída por um núcleo bem retido antes da construção de uma coroa de faceta, utilizando materiais de enchimento de plástico, como amálgama ou resina composta, retidos por um ou mais pilares nos canais radiculares, como pilares de parafuso, pilares roscados e com rosca, talvez com pinos adicionais na dentina circundante, ou por um pilar e núcleo fundidos.*** A não observância destes pontos fundamentais conduz normalmente à perda definitiva do dente.

**William. E. Jacoby Jr (1976)**[22] descreveu uma técnica de padrão direto para postes e núcleos feitos com uma resina acrílica de cura a frio e postes de plástico pré-fabricados. As vantagens desta técnica são

1) O ***padrão de resina acrílica é preciso e estável*** e é mais fácil de manusear do que um padrão de cera.

2) Se necessário, o ***modelo pode ser iniciado e terminado no mesmo dia***.
3) A técnica e os materiais são ***baratos e fáceis de utilizar***
4) A técnica pode ser utilizada num ***único canal ou em vários canais.***
5) As dimensões mesiodistais -bucolinguais do canal não são motivo de preocupação.

**Gary.E. Guzy e Jack. I. Nicholls (1979)**[15] compararam in vitro as cargas de rutura de dentes tratados endodonticamente com e sem pilares cimentados para determinar se o pilar reforçava a raiz contra a fratura. Descobriram que ***os dentes sem pilares fracturaram através do terço médio ou coronal da raiz, enquanto os dentes com pilares fracturaram através do corpo dos pilares.***

**J.D. Krupp et al (1979)**[26] examinaram o ***potencial do cimento de ácido poliacrílico de aluminossilicato para melhorar a retenção do pino endodôntico em dois comprimentos de 5 mm e 8 mm, três diâmetros - 0,050 polegadas, 0,060 e 0,070 polegadas, relativamente ao efeito da medicação e do pré-tratamento com ácido cítrico.***

O principal fator que influenciou a retenção foi a profundidade de inserção na dentina. ***Quanto mais profundamente as cavilhas eram encaixadas nos seus canais, mais retentivas se tornavam.*** Em segundo lugar, registou-se um ***aumento significativo da capacidade de retenção entre 0,050 e 0,060 polegadas, mas não houve aumento da retenção entre 0,060 e 0,070 polegadas***. Não foram observadas diferenças significativas entre os valores de retenção para dentes medicados e não medicados.

***O cimento de ionómero de vidro não ofereceu qualquer vantagem na retenção posterior em relação aos cimentos de fosfato de zinco, policarboxilato de zinco e resina epóxida.***

**Osvaldo Zmener (1980)**[60] realizou um estudo preliminar para avaliar ***o efeito do preparo do pino no selamento apical de canais radiculares obturados com cones de prata seccionados, ou guta-percha com condensação lateral e cimento obturador.***

O selamento apical da ponta de prata bem adaptada era mais vulnerável quando uma secção do cone tinha de ser removida durante a preparação da cavilha. No entanto, a fuga apical pareceu notavelmente reduzida quando a ponta dc prata não foi perturbada. ***Em canais radiculares selados com condensação lateral de múltiplos pontos de guta-percha, a fuga foi reduzida consideravelmente quando mais de 4mm de preenchimento de guta-percha permaneceu na porção apical do canal.*** Não foi encontrada nenhuma diferença significativa quando a porção coronal da obturação do canal radicular foi removida imediatamente após a colocação.

**Edmund H. Kwan e Gerald W. Harrington (1981)**[28] avaliaram ***o efeito de duas técnicas de pós-preparação - as obturações e limas quentes e as brocas Gates Glidden - no selamento apical imediatamente após a obturação do canal radicular em dentes obturados que não tinham sido pós-preparados com tinta nanquim.*** Eles descobriram que

(a) A utilização de brocas Gates-Glidden para remover a guta-percha para a preparação do espaço pós, imediatamente após a obturação da raiz, resultou numa fuga estatisticamente menor em comparação com os controlos preenchidos com guta-percha.

(b) A utilização de obturações e limas mornas para remover a guta-percha para a preparação do espaço pós-operatório imediatamente após a obturação do canal radicular, quando comparada com controlos preenchidos com guta-percha, não foi encontrada qualquer diferença estatística nas fugas.

(c) O grau de fuga apical não estava relacionado com o comprimento da guta-percha remanescente após a preparação do espaço do pilar.

**E. Patrick Hoag e Thomas G. Dwyer (1982)**[19] efectuaram um estudo invitro para avaliar três técnicas clínicas de reconstrução de dentes posteriores

a) Um núcleo e um espigão de ouro fundido.

b) Um pilar normalizado de aço inoxidável e um núcleo de resina composta.

c) Uma técnica de amálgama de pino e núcleo.

O efeito de uma coroa de ouro completa nos três tipos de incrustações também foi avaliado.

Os resultados indicaram que o método da técnica de pinos e núcleos pode não ser tão significativo como a colocação de restaurações de coroas de ouro fundido de cobertura total com um desenho sólido e colocação de margens para além da restauração de construção.

**Allan S. Deutsch et al (1985)**[10] identificaram a variável chave da fratura radicular como o desenho de postes pré-fabricados e determinaram as suas inter-relações. Foram testados três tipos de postes

a) O post Radix n.º 2

b) O Medidenta medium long post e

c) O posto Dentatus M-5.

Verificaram que os pinos roscados cónicos (Dentatus) fracturaram as raízes mais frequentemente e com um binário mais baixo do que os pinos paralelos (Radix No.2 Post e Medidenta). O valor médio de torque para fracturas para Dentatus foi de 29,5 polegadas-ounces, Medidenta-35,7 polegadas-ounces e Radix-36,4 polegadas-ounces.

**D.L. Hall e V.M. Williams (1985)**[16] apresentaram uma técnica para tratar um doente que tinha fracturado um dente previamente restaurado com uma coroa completa ou uma coroa de porcelana fundida com metal e a coroa fracturada ainda tinha integridade marginal com o dente restante, mas retenção e resistência inadequadas, fazendo um molde de pino e núcleo que permitiria ao dentista salvar a coroa existente e manter um ajuste marginal aceitável. Isto seria útil num doente em que vários dentes anteriores tenham sido coroados ou em que o molde seja um retentor para uma prótese parcial removível.

**John A. Sorensen e James T. Martinoff (1985)**[53] compararam dentes tratados endodonticamente como pilares para coroas ou suporte primário para próteses parciais fixas e removíveis. Os dentes tratados endodonticamente foram divididos de acordo com o tipo de pilar em

***a) Sem coroa, dente único,***

***b) Coroa única,***

***c) Pilar de prótese parcial fixa e***

***d) Pilar de prótese parcial removível.***

Os dentes sem reforço intracoronário incluíam amálgama de pino, obturações de resina composta de pino e obturações temporárias. Os dentes com reforço intracoronário foram divididos em

a) Cavilha cónica fundida e núcleo
b) Para-poste fundido e núcleo e
c) Para-Post e núcleo de amálgama ou de resina composta.

Os pilares para FPDs e RPDs que foram tratados endodonticamente tiveram taxas de insucesso significativamente mais elevadas do que as coroas unitárias. A estabilização coronal-radicular teve um efeito variável nos dentes pilares. A colocação de cavilhas foi associada a uma diminuição significativa da taxa de sucesso em coroas unitárias. A colocação de cavilhas teve uma influência limitada na taxa de sucesso dos dentes pilares de FPD. A colocação de cavilhas está associada a uma taxa de sucesso significativamente mais elevada em dentes pilares RPD. ***O Para-Post fundido e núcleo e o Para-Post e amálgama ou núcleo de resina composta foram métodos mais eficazes de reforço intracoronário para dentes pilares do que a cavilha fundida cónica e núcleo.***

**R.A. Oliva e J.A. Lowe (1986)**[38] avaliaram o efeito da sorção de água em núcleos de compósito no que diz respeito ao assentamento marginal de restaurações fundidas e o seu tempo de ocorrência. Descobriram que os núcleos de compósito não eram dimensionalmente estáveis quando expostos à humidade. ***As preparações de núcleos de compósito expostas à humidade começaram a mudar dimensionalmente dentro de 1 hora. O assentamento marginal das coroas construídas sobre estes núcleos de compósito foi afetado pela instabilidade do material do núcleo.***

**A.A. Caputo e S.N. Hokama (1987)**[6] determinaram as propriedades de tensão e retenção do novo modelo de poste - o sistema Brasseler/V lock (B/V). A capacidade de retenção do maior pilar B/V foi a mais elevada de todos os pilares testados. Quando instalados de forma benigna, todos os ***pilares B/V transferiram as forças oclusais uniformemente para a estrutura de suporte. A transferência de tensão tornou-se mais uniforme com o aumento do comprimento e do diâmetro dos pilares.***

**Stanley G. Vermilyea, F.Michael Gardner e James R. Moergeli (1987)**[57] avaliaram o efeito das restaurações provisórias na estabilidade dimensional de pinos e núcleos de compósito sujeitos a humidade durante o fabrico de restaurações de gesso. Restaurações provisórias bem ajustadas, quer para dentes naturais, quer para pinos e núcleos de compósito, melhoraram o ajuste das restaurações de gesso em 23% a 36%. As alterações dimensionais associadas às restaurações com cavilhas e núcleos de compósito não alteraram significativamente a adaptação das restaurações fundidas em comparação com os dentes naturais nas mesmas condições. A utilização de pinos e núcleos de compósito para a restauração de dentes tratados endodonticamente não está contra-indicada devido à potencial instabilidade dimensional da resina quando exposta à humidade.

**R. Lewis e B.G. N. Smith (1988)**[30] identificaram as caraterísticas das coroas retidas por pilares que falharam, de modo a apontar para novas melhorias na técnica clínica. As cinco principais causas de fracasso das coroas retidas por pilares foram a ***cárie, a fratura da raiz, a falha mecânica do pilar, incluindo a flexão e a fratura, e a falha de cimentação ou o afrouxamento do pilar. A***

***cimentação*** foi responsável pela grande maioria dos fracassos. Sempre que possível, deve ser utilizado um desenho mais retentivo do que o pilar cónico liso fundido. A recomendação de que ***o comprimento do pilar deve ser pelo menos igual ao comprimento da coroa continua a ser*** uma orientação clínica sólida. A falha da coroa do pilar no prazo de 3 anos após a cimentação foi mais comum do que a falha posterior.

**Pierre Machtou, Philippe Sarfati e Anna Genevieve Cohen (1989)**[32] apresentaram o ***sistema de remoção de pinos Gonon para a remoção de pinos dos canais radiculares antes do retratamento endodôntico, que é seguro e eficiente e pode ser utilizado em dentes anteriores, bicúspides e até molares.*** O kit também está disponível com trefinas que têm rosca no sentido contrário ao dos ponteiros do relógio. Estas trefinas facilitarão a remoção de parafusos e pinos roscados.

**Thomas Kvist,Eva Rydin e Claes Reit (1989)**[27] efectuaram um estudo para investigar a relação entre o comprimento e a qualidade do selamento da obturação radicular em dentes com pilares e o estado radiográfico dos tecidos periapicais. Descobriram que ***as raízes com pilares em que a obturação radicular remanescente era inferior a 3 mm apresentavam uma frequência estatisticamente significativa de radioluciências periapicais e*** que ***um selamento inadequado era mais desfavorável em raízes com pilares.*** Por fim, concluíram que a colocação de um pilar não diminui, por si só, a probabilidade de cicatrização periapical. Sugeriram também que a obturação radicular remanescente não deve ser inferior a 3 mm.

**John A. Sorensen e Michael J. Engelman (1990)**[52] avaliaram a ***resistência à fratura de dentes anteriores tratados endodonticamente com vários desenhos de ferrolhos e quantidade de estrutura coronal do dente.*** Eles descobriram que

a) Um milímetro de dentina coronal acima do ombro aumentou significativamente o limiar de falha.
b) As preparações das paredes coronais devem ser paralelas para obter uma forma de resistência máxima.
c) O desenho do contrabaixo na junção dente-núcleo ou na margem da coroa não melhorou o limiar de falha e
d) A largura axial do dente na margem da coroa não aumentou significativamente a resistência à fratura ou alterou o limiar de falha.

**John A. Sorensen e Michael J. Engelman (1990)**[51] examinaram os efeitos de diferentes desenhos de pilares, tais como pilares cónicos e de lados paralelos e a quantidade de adaptação do pilar ao canal na resistência à fratura de dentes anteriores tratados endodonticamente. Descobriram que a adaptação máxima da estrutura residual da raiz com um pino cónico aumenta significativamente a resistência à fratura dos dentes tratados endodonticamente, mas quando falha torna o dente não restaurável. Os pinos cónicos resultaram em fracturas que foram direcionadas mais apicalmente e lingualmente. Os pinos de faces paralelas tiveram uma menor frequência de fratura após a falha, envolvendo menos estrutura dentária. ***Os pilares de lados paralelos rodeados por grandes quantidades de cimento não tiveram efeito significativo nas cargas de fratura. Assim, o desenho do pilar cónico deve ser usado com extrema cautela.***

**Joe M. Goss, W. James Wright Jr., e William F. Bowles (1992)**[1] 4 testaram diferentes materiais de cimentação dentária para mascarar a imagem radiográfica de postes de liga de titânio cimentados. Descobriram que os materiais de cimentação de ionómero de vidro obscureciam o contorno dos pilares pré-fabricados de liga de titânio mais do que a resina composta, mas menos do que os cimentos de fosfato de zinco ou de policarboxilato.

**KcRolf, MW Parker e GB Pelleu (1992)**[45] avaliaram a tensão gerada por cinco pinos endodônticos pré-fabricados - Para Post, Beta Post, Kurer Crown Anchor, Flexi-Post, Radix Anchor - utilizando um modelo fotoelástico bidimensional. Os pinos retidos cimentados - Para Post e Beta Post foram os menos stressantes de todos os pinos testados. Dos pilares roscados - Flexi Post e Radix Anchor produziram a menor tensão e o Kurer Crown Anchor produziu a maior tensão. O Flexi-Post e a Kurer Crown Anchor foram os mais retentivos, a Radix Anchor foi metade da retenção e o Beta Post e o Para-Post cimentados foram os menos retentivos. Assim, as ***concepções Radix Anchor e Flexi-Post proporcionaram a melhor combinação de elevada retenção e baixa tensão.***

**Patrice Milot e R. Sheldon Stein (1992)**[36] determinaram o papel da seleção do pilar e do bisel na preparação do dente e subsequente restauração da coroa no que diz respeito à fratura da raiz com forças clínicas simuladas. Foram utilizados três sistemas diferentes de pinos e núcleos: a) Pino e núcleo fundidos b) Para Post Plus Post e c) Flexi-Post Post. O material de construção do núcleo foi o material Ketac Silver. Descobriram que quando a maior parte da estrutura dentária está preservada, a seleção do pilar tem pouco ou nenhum efeito na resistência à fratura radicular. ***Uma preparação biselada com a restauração final concomitante oferece uma maior resistência à fratura radicular. Uma preparação não biselada com uma restauração final concomitante é mais propensa a uma incidência de fratura vertical.***

**Patrick M. Lloyd e Joyce F. Palik (1993)**[31] analisaram a literatura relativa ao diâmetro das cavilhas e identificaram três filosofias distintas de preparação do espaço da cavilha. Um grupo defendia o diâmetro mais estreito para o fabrico de uma cavilha com o comprimento pretendido.

Outro grupo recomendou um espaço para a cavilha com um diâmetro apical igual a um terço da dimensão mais estreita da raiz na extremidade da cavilha. Um terceiro grupo aconselhou que pelo menos 1 mm de dentina sã deve rodear toda a superfície da cavilha.

***Uma combinação das filosofias de um terço e de 1mm mínimo produziu uma diretriz prática para a preparação do espaço do pino, particularmente em dentes envelhecidos.***

**D.G. Purton e J.A. Payne (1996)**[43] investigaram a rigidez à flexão dos pilares de fibra de carbono para canais radiculares e compararam-na com a rigidez dos pilares de aço inoxidável. Também compararam a retenção de um material de núcleo de resina composta com os pilares de fibra de carbono e de aço inoxidável.

***O material de fibra de carbono foi mais rígido sob carga transversal do que o aço inoxidável devido à sua rigidez adequada. O material do núcleo composto de resina foi mais fortemente retido nos postes de aço inoxidável do que nos postes de fibra de carbono em testes de tração.*** A configuração dos postes afectou significativamente a retenção dos núcleos de compósito de resina e o modo de fratura na carga de tração.

**Virginia Karapanou et al (1996)**[23] compararam o efeito da integridade do selamento apical do pós-preparo imediato e retardado, utilizando dois selantes comumente usados (selante do tipo ZOE e AH-26) com propriedades diferentes. Descobriram que o grupo de pós-preparação tardia com selante de óxido de zinco-Eugenol apresentou maior fuga do que os outros grupos. A baixa resistência à fratura do ZOE foi a razão provável para o aumento da fuga. Por fim, concluíram que ***o tipo de selante utilizado parecia ser um possível fator que afectava a potencial microinfiltração.***

**William .A. Saupe, Alan .H. Gluskin e Ryle .A. Radke (1996)**[47] investigaram a validade do reforço intrarradicular. Os sistemas de restauração envolvidos

a) A utilização de uma cavilha e núcleo morfológicos

fundidos, cimentados com um cimento de resina ligado e

b) O reforço intrarradicular da raiz com resina adesiva seguido da cimentação de uma cavilha fundida e do núcleo com um cimento de resina adesiva.

Além disso, a variável da utilização de uma ponteira foi investigada quanto à sua importância para a resistência das restaurações finais à fratura.

***A resistência a uma carga mastigatória simulada de um sistema de pino e núcleo reforçado com resina foi significativamente maior do que a de um pino e núcleo morfológico.*** Quando se utilizou um reforço de resina colada e cemento de pino em raízes estruturalmente enfraquecidas, não houve diferença estatisticamente significativa entre as restaurações de pino e núcleo que utilizaram uma virola e aquelas sem virola.

**Givanni E. Sidoli, Paul .A. King e Derrick .J. Setchell (1997)**[49] compararam o desempenho invitro e as caraterísticas de fracasso do sistema Composipost, que compreende um pilar de fibra de carbono à base de epóxi, um material de núcleo composto e uma resina de ligação Bis-GMA de baixa viscosidade, contra combinações existentes de poro e núcleo, ou seja, pilar de aço inoxidável e núcleo composto, pilar de liga de ouro e núcleo de liga de ouro e um dente tratado endodonticamente apenas. A tensão média na falha foi de 8,89 para o sistema Composipost, 2,40 para o pino de aço inoxidável e núcleo de compósito, 15,25 para o pino de liga de ouro fundido / núcleo de liga de ouro, 24,84 para o dente tratado endodonticamente apenas. O sistema Composipost apresentou valores de tensão na falha significativamente inferiores quando comparado com uma combinação de pino e núcleo de liga de ouro fundido quando testado com uma carga compressiva angular única. No entanto, o modo de falha do sistema Composipost com o teste de carga compressiva angular foi mais favorável para a estrutura dentária remanescente quando comparado com o sistema de núcleo e pino de liga de ouro fundido. Apenas os dentes tratados endodonticamente foram significativamente mais resistentes à carga compressiva angulada quando comparados com os dentes restaurados com os vários sistemas de pinos e núcleos.

**Jon P. Dean, Billie Gail Jeansonne e Nikhil Sarkar (1998)**[9] realizaram um ***estudo para avaliar a influência dos procedimentos endodônticos e restauradores na resistência à fratura dos dentes e comparar a incidência de fratura radicular entre dentes restaurados com três tipos diferentes de pilares (pilar de fibra de carbono, pilar cónico SS, pilar paralelo SS), cada um suportando um núcleo de compósito.***

Os grupos com pinos e compósitos falharam com uma força significativamente menor do que os dentes em que as coroas não tinham sido removidas. Não houve diferença significativa na quantidade de força necessária para produzir a falha entre os três grupos com diferentes pinos e um compósito. ***O grupo restaurado com o pilar de carbono não teve nenhuma fratura radicular, enquanto que houve cinco fracturas em cada um dos grupos de pilares paralelos e cónicos.***

**Buranadham S, Aquilino S. A e Stanford C.M (1999)**[5] criaram uma diretriz para determinar o comprimento do pino em relação ao nível do osso alveolar. Afirmaram que ***as cavilhas fundidas devem ser prolongadas mais de 4 mm abaixo do nível ósseo para minimizar as tensões na cavilha e na dentina, independentemente da relação C:R do dente restaurado.***

**Sonthi Sirimani, Douglas .N. Riis e Steven .M. Morgano (1999)**[50] compararam a resistência à fratura vertical da raiz de dentes extraídos tratados com sistemas de pilares e núcleos modificados com fibras tecidas de polietileno (Ribbond) com aqueles tratados com sistemas convencionais de pilares e núcleos. Verificaram que os pilares e núcleos fundidos resultaram em limiares de fracasso significativamente mais elevados do que todos os outros, exceto os pilares pré-fabricados, de tamanho comparável e de lados paralelos com núcleos compostos. ***A fibra tecida de polietileno e a resina composta sem um poste pré-fabricado resultaram num número significativamente menor de fracturas radiculares verticais, mas a falha média foi a mais baixa.*** Os postes pré-fabricados de menor diâmetro combinados com a fibra tecida de polietileno e os núcleos compósitos melhoraram a resistência à falha.

**Spiros .O. Koutayas e Matthias Kern (1999)**[25] descreveram o fabrico de postes e núcleos totalmente em cerâmica, utilizando materiais cerâmicos de elevada dureza como a cerâmica de alumina ou zircónia, através de 4 técnicas diferentes:

a) A *técnica* ***de fundição por deslizamento*** - em que o núcleo e o pilar são fabricados numa só peça a partir do material cerâmico de óxido de alumínio - In- ceram;

b) A ***técnica de fresagem por cópia***, que envolve um processo de fresagem por cópia guiado manualmente, no qual um padrão de resina pré-desenhado é tratado à superfície e copiado em cerâmica;

c) A ***técnica de 2 peças*** que envolve um poste pré-fabricado de cerâmica de zircónia e um núcleo de cerâmica de alumina ou zircónia fresado por cópia e

d) A ***técnica de prensagem a quente***, que envolve um pilar pré-fabricado de cerâmica de zircónio e um núcleo de cerâmica de vidro prensado a quente.

***A técnica de 2 peças pareceu ser o método mais promissor para o fabrico de pilares e núcleos que, para além de melhorar a estética, proporcionou um pilar e núcleo com propriedades mecânicas melhoradas.***

**Brett I. Cohen et al (2000)**[7] compararam a retenção de 2 tipos de núcleos, Ti-core Titanium reinforced Composite e GC Miracle Mix silver reinforced Glass Ionomer, com 3 designs de pilares, nomeadamente, o Flexi-Post, e Access Post, pinos de aço inoxidável e um Cerapost Ceramic dowel. Descobriram que os ***designs da cabeça do pilar Access Post e Flexi-Post em aço inoxidável proporcionavam uma maior retenção*** do que o design da cabeça de cerâmica lisa do pilar Cerapost. ***O material de núcleo composto Ti-core apresentou uma resistência significativamente mais elevada e foi mais retentivo do que o material de ionómero de vidro Miracle Mix.***

**Ramon I. Galvan, Francis J. Robertello e Thomas A. Lynde (2000)**[12] compararam a libertação de flúor por 6 materiais de núcleo libertadores de flúor disponíveis no mercado (Corestore, Fluorocore, Coredent, Ti-core, Fuji II LC, ketac-Molar) durante 7 dias consecutivos e depois nos dias 14, 22, 28, 59 e 89. ***O Fuji IILC foi o que libertou mais fluoreto e foi significativamente diferente dos outros materiais testados.*** A maior quantidade de flúor, para todos os materiais exceto o Coredent, foi libertada no primeiro dia, seguida de uma diminuição gradual para níveis mais baixos ao longo dos 89 dias. O Coredent apresentou a menor libertação diária e a menor libertação cumulativa de fluoreto ao longo do período de teste de 89 dias.

**Raphael Pilo e Aviad Tamse (2000)**[40] efectuaram um estudo para ***avaliar a espessura da dentina residual dos pré-molares inferiores após a preparação do espaço pós-radicular com as brocas Gates Glidden e Para Post com um dispositivo de mufla inovador.*** A vantagem de um sistema de mufla é a capacidade de estudar sucessivamente vários passos que permitiram que cada raiz servisse como o seu próprio controlo.

A anatomia natural dos pré-molares mandibulares no espaço pós da junção cemento-esmalte até 5 mm apicalmente é composta por uma espessura de dentina residual constante no eixo FacioLingual e uma diminuição de 1 mm no eixo

Eixo MesioDistal. ***Os instrumentos rotativos, como as brocas Gates Glidden e ParaPost, removeram substancialmente mais dentina no eixo MesioDistal.*** A espessura mínima de dentina residual de 1 mm foi aproximada pela broca ParaPost n.º 5, 5 mm abaixo da junção cimento-esmalte. ***Foi recomendada uma redução mínima ou nenhuma redução da espessura de dentina residual durante o espaço do pilar para pré-molares mandibulares com anatomia de canal transversal em forma de fita oral.***

**Trakol Mekayarajjananonth, Sudarat Kiat-amnuay e Thomas J. Salinas (2000)**[34] descreveram uma ***técnica modificada para fabricar a cavilha e o núcleo que combina a técnica direta de formar a cavilha no canal real com a técnica indireta de criar um contorno ideal do núcleo no laboratório.*** Esta técnica permite ao operador criar um ajuste preciso e passivo do padrão da cavilha na preparação do canal. Esta técnica também introduz a opção de recuperar a porção da cavilha utilizando um molde ou revestimento de polivinilsiloxano. Outras vantagens desta técnica são a redução do tempo de consulta e a capacidade de capilarizar a preparação de vários dentes. Esta técnica concentra os esforços na obtenção de um encaixe preciso e passivo da cavilha, delegando a formação do núcleo ao laboratório.

**Alison J.E. Qualtrough,Nicholas.P.Chandler e David G.Purton (2003)**[44] compararam a ***retenção de cinco sistemas diferentes de pilares estéticos [Light post (cónico), Lightpost (lados paralelos), Parapost Fibrewhite, Snowpost e Dentatus Luscent] de dimensões semelhantes em dentes extraídos usando pilares de titânio como controlo.*** Todos os pilares foram colados usando Panavia F. Uma manga metálica oca de 4 mm foi cimentada sobre a extremidade livre de cada pilar antes da montagem.

Os postes de luz de lados paralelos foram significativamente mais retentivos do que todos os outros postes. Os postes Parapost Fibrewhite foram mais retentivos do que os Lightposts cónicos e os Snowposts. Os postes de aço inoxidável serrilhados e de faces paralelas não foram mais retentivos do que os postes de cor dos dentes de faces paralelas ou cónicas. ***A dimensão do pilar pode influenciar a retenção dos pilares de cor dos dentes, sendo os pilares de lados paralelos mais retentivos do que os cónicos.***

**Chetan Arora et al (2003)**[3] destacaram algumas das considerações biomecânicas importantes que devem ser tidas em conta aquando da restauração de um dente tratado endodonticamente com pilar e núcleo.
Algumas das caraterísticas mais importantes de um projeto bem sucedido para postes e núcleos são :

1) ***Selagem apical adequada***
2) ***Alargamento mínimo do canal***
3) ***Comprimento adequado da mensagem***
4) ***Batente horizontal positivo***
5) ***Parede vertical para impedir a rotação***
6) ***Colocação de margens adequadas***

A retenção de um espigão no interior do canal radicular depende de 4 factores principais

a) Comprimento

b) Diâmetro

c) Forma

d) Configuração da superfície

***Comprimento:***

- O pilar deve ser o mais ***longo possível sem comprometer o selamento apical e a integridade da estrutura dentária remanescente.***
- Aconselha-se a ***manter 3-5 mm de selamento apical com guta-percha.***

***Diâmetro***:

- O pilar deve ser ***tão estreito quanto possível, de modo a ser compatível com a resistência do dente para reduzir a incidência de perfuração.*** No entanto, deve ser suficientemente largo para evitar que se dobre ou parta.

***Configuração da superfície:***

- ***O espigão serrilhado ou rugoso*** é mais retentivo do que um ***espigão*** liso.
- ***Os postes roscados*** são os mais retentivos de todos, mas também os que geram mais stress .
- ***Os postes lisos*** desenvolvem menos tensão, mas também proporcionam menos retenção.

***Forma:***

- ***A coluna paralela é considerada a mais retentiva e com***

***menos tensão.***

*RESISTÊNCIA* :

- ***A ponteira*** é sugerida para melhorar a integridade do dente tratado endodonticamente.
- ***A ranhura anti-rotacional*** pode ser colocada no interior do canal na parte mais volumosa para ***evitar a pós-rotação no interior do canal radicular*** quando uma grande parte da estrutura do dente tiver sido destruída.
- Pode ser efectuado um ***degrau horizontal positivo com cerca de 2 mm de profundidade*** no interior da raiz para ***minimizar o potencial de fratura de um pilar, resistindo às forças dirigidas apicalmente e evitando também o encravamento.***

**David G. Purton, Nicholas P. Chandler e Alison J.E. Qualtrough (2003)**42 investigou os efeitos da termociclagem na retenção de 2 postes de fibra de vidro e de resina composta. As duas marcas de postes de fibra de vidro e de compósito de resina investigadas foram

1) Âncoras lusas (Dentatus) que são postes de face lisa, com 1,6 mm de diâmetro coronalmente, afinando para 1,0 mm apicalmente.
2) Lightposts (RTD) que são postes de face lisa, com um diâmetro de 1,8 mm no terço coronal, afunilando para 1,0 mm apicalmente.

Não houve diferença significativa nas forças necessárias para causar falha pós-retenção entre os espécimes de controlo e os termociclados. ***Os postes Lightposts foram significativamente mais retentivos do que o Luscent Anchor sem termociclagem,*** mas esta distinção não foi aparente nos grupos termociclados. ***Os postes de fibra de vidro e de resina cimentados com cimento resinoso oferecem níveis aceitáveis de retenção e não são susceptíveis de reduzir a retenção devido à termociclagem. Deve ser dada menos importância à termociclagem nos testes de retenção de pinos de canais radiculares cimentados com cimentos de resina.***

**Elio Mezzomo, Fernando Massa e Silmar Dalla Libera (2003)**[35] investigaram a resistência à fratura em dentes restaurados com pinos e núcleos fundidos com e sem virola e utilizando dois cimentos de cimentação diferentes - fosfato de zinco e cimentos de resina.

***Uma virola de raiz cervical de 2,00mm mostrou maior resistência à fratura, independentemente do agente de cimentação utilizado.*** Não houve diferença estatística entre o grupo de espécimes cimentados com cimento resinoso e sem ferrule e os grupos ferruled. O grupo não ferruginoso com cimento de fosfato de zinco apresentou os piores resultados***. O cimento de resina foi melhor do que o cimento de fosfato de zinco no grupo não ferrado.***

**Fahad Al-Harbi e Dan Nathanson (2003)**[2] avaliaram a resistência de retenção de sistemas de pinos endodônticos de compósito e cerâmica ao dente e à base do núcleo. Os sistemas de pinos testados foram : Cavilhas de resina (Fibrekor [FR]; Luscent [LU] ; Twin luscent Anchor [TLU]) ;

Cavilhas de cerâmica (Cerapost [CR]; Cosmopost [CO]); e uma cavilha de titânio (ParaPost XH [Ti]). ***Na retenção da cavilha para o núcleo, todas as cavilhas estéticas apresentaram valores de retenção para a base do núcleo significativamente inferiores aos da ParaPost de titânio.*** Entre as cavilhas estéticas, o sistema de cavilhas Fibrekor produziu o valor de retenção do núcleo mais elevado (337 N). Na retenção da cavilha ao dente, ***as cavilhas de resina reforçada com fibra (Twin luscent e Fibrekor) tiveram valores médios de retenção aos dentes semelhantes aos Para-Post de Titânio cimentados com resina e significativamente superiores aos Para-Post de Titânio cimentados com agente de cimentação de fosfato de zinco.*** Os sistemas de pinos cerâmicos apresentaram valores de retenção significativamente mais baixos do que os outros sistemas de pinos testados.

**Francesa Monticelli et al (2003)**[37] avaliaram o ***desempenho clínico de três tipos de pilares translúcidos - Aesthetic Plus, DT e FRC Postec durante um período de acompanhamento de 2 a 3 anos.*** Para a colagem do pilar, foi aplicado um adesivo fotopolimerizável (one-step) e um cimento resinoso de dupla polimerização (Duo-Link) nos pilares Aesthetic Plus e DT, enquanto que nos pilares FRC Postec foram utilizados materiais autopolimerizáveis (Excite DSC como adesivo e Multilink como cimento resinoso). Não se verificaram diferenças significativas na taxa de sobrevivência dos pilares testados, sugerindo que todos são iguais e suficientemente fiáveis para utilização clínica.

**Mian K. Iqbal et al (2003)**[21] exploraram as ***possíveis associações entre factores protéticos, oclusais, endodônticos e periodontais e o estado endodôntico de dentes tratados endodonticamente.*** Três factores foram significativamente associados à presença de radiolucência: contacto oclusal confirmado, em virtude de o dente estar envolvido em funções de grupo ou ser o único contacto em movimentos de trabalho e protrusão, obturação endodôntica e margens da coroa de má qualidade.

**P.A. King, D.J. Setchell e J.S. Rees (2003)**[24] relataram um ensaio clínico prospetivo que comparou um poste endodôntico de carbono reforçado com fibra de carbono (CFRC) com um poste pré-fabricado convencional. Os pilares CFRC foram cimentados com um agente de cimentação composto e os pilares convencionais foram cimentados com fosfato de zinco.

***As coroas retidas por pinos que utilizam um material CFRC e um agente de cimentação de resina composta não têm um desempenho tão bom como os pinos de ligas preciosas forjadas convencionais.*** Para além disso, a utilização de um adesivo de dentina contemporâneo em conjunto com um cimento de cimentação de resina pode contribuir para as propriedades de retenção dos pilares CFRC.

**R De Castro Albuquerque et al (2003)**[1] avaliaram ***o efeito de diferentes formas anatómicas e materiais de pinos na distribuição de tensões num incisivo tratado endodonticamente.*** Foram comparadas três formas de pinos (cônico, cilíndrico e cilíndrico de dois estágios) de três materiais diferentes (aço inoxidável, titânio e fibra de carbono sobre Bisfenol A-Glicidil Metacrilato (matriz Bis-GMA)). As concentrações de tensão não afectaram significativamente a região adjacente à crista óssea alveolar na porção palatina do dente, independentemente da forma ou do material do pilar. No entanto, a concentração de tensões na interface pino/dentina, no lado palatino da raiz do dente, apresentou variações significativas para diferentes formas e materiais de pinos. ***As formas dos pilares tiveram um impacto relativamente pequeno nas concentrações de tensão, enquanto os materiais dos pilares introduziram variações mais elevadas nas mesmas. Os pinos de aço inoxidável apresentaram o nível mais elevado de concentração de tensões, seguidos dos pinos de titânio e de carbono /Bis-GMA.***

**Silvia Malferrari, Carlo Monaco e Roberto Scotti (2003)**[33] avaliaram ***a taxa de sobrevivência de 180 dentes criados endodonticamente utilizando***

***e material de resina composta e finalizado com coroas metalo-cerâmicas ou totalmente cerâmicas durante um período de 30 meses.*** Os pilares de fibra de quartzo Estheti-plus (RDT) são compostos por fibras de quartzo igualmente alinhadas que são incorporadas longitudinalmente numa matriz de resina epóxida. Os pilares estão disponíveis em três tamanhos, com uma forma cilíndrica, de secção dupla, e têm 22 mm de comprimento. O pilar 1 tem um diâmetro de 1,4 mm na secção cilíndrica mais larga e 1,0 mm na extremidade estreita, o pilar 2 tem um diâmetro de 1,8 mm na extremidade larga e 1,2 mm na parte estreita e o pilar 3 tem diâmetros de 2,1 mm e 1,4 mm, respetivamente. Durante um período de 30 meses, ***a reabilitação de dentes tratados endodonticamente utilizando pinos de fibra de quartzo mostrou bons resultados clínicos. Não foi observada qualquer descimentação da coroa ou da prótese e não foram observadas fracturas do pilar, do núcleo ou da raiz.***

**S.O. Hedlund, N.G. Johansson e G. Sjogren (2003)**[18] avaliaram ***a retenção de pinos pré-fabricados para canais radiculares com um núcleo de resina composta.*** Os pinos pré-fabricados para canais radiculares estudados foram o Cosmopost, Composipost fibras de carbono, Composipost / Estheti-Plus, Composipost Light-Post e Para Post Fiberwhite.

Apenas ***o sistema Cosmopost apresentou valores de retenção inferiores aos dos pilares de liga de ouro fundidos convencionalmente, cimentados com cimento de fosfato de zinco, devido a uma falha adesiva na interface entre o cimento e a cerâmica.***

# EFEITOS DA ENDODONTIA NO DENTE

O processo de doença e os procedimentos restauradores que criam a necessidade de terapia endodôntica afectam muito mais do que a vitalidade da polpa. A estrutura dentária que permanece após o tratamento endodôntico foi minada e enfraquecida por todos os episódios anteriores de cárie, fratura, preparação do dente e restauração. Eventualmente, o tratamento endodôntico altera a composição atual da estrutura dentária remanescente. O resultado combinado destas alterações é o achado clínico comum de aumento da suscetibilidade à fratura e diminuição da translucidez em dentes não vitais. Uma vez que as restaurações para dentes tratados endodonticamente são concebidas para compensar estas alterações, é importante compreender os efeitos da endodontia no dente e o significado de cada fator.[8]

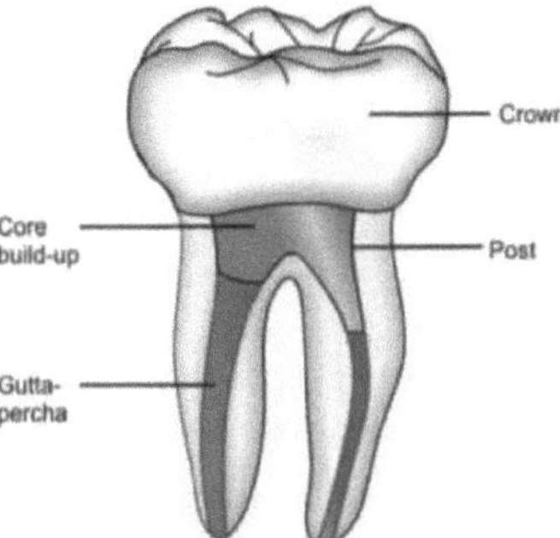


**Figura 2: Terapia endodôntica completa com restauração pós-endodôntica**

## Alterações em dentes tratados endodonticamente:

***Perda de estrutura dentária***

A diminuição da resistência observada deve-se principalmente à perda de estrutura coronal do dente e não a um resultado direto do tratamento endodôntico.

***Foi demonstrado que os procedimentos endodônticos reduzem a rigidez do dente em apenas 5%, enquanto que uma preparação MOD reduz a rigidez em 60%.***

O acesso endodôntico à câmara pulpar destrói a integridade estrutural proporcionada pela dentina coronal do teto pulpar e permite uma maior flexão da estrutura dentária devido aos efeitos combinados de procedimentos dentários anteriores. Isto cria um potencial significativo de fratura do dente tratado endodonticamente.[8]

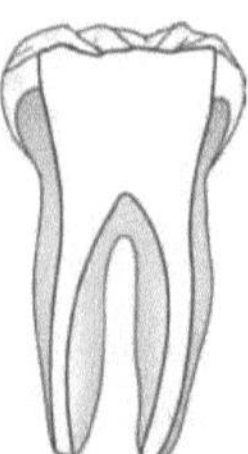

**Figura 3: A remoção excessiva da dentina radicular pode resultar no enfraquecimento das raízes**

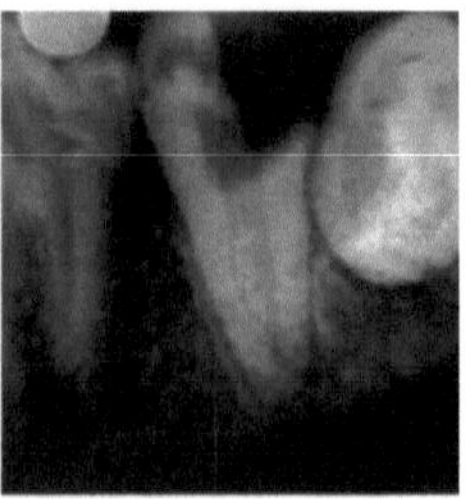

**Figura 4: Enfraquecimento da estrutura dentária devido a cáries**

***Caraterísticas físicas alteradas***

A estrutura dentária residual apresenta caraterísticas físicas alteradas de forma irreversível após a terapia endodôntica. ***As alterações na ligação cruzada do colagénio e a desidratação da dentina conduzem a uma redução de 14% na resistência e tenacidade do dente. Foi demonstrado que a perda de humidade interna é, em média, de aproximadamente 9% e é maior nos dentes anteriores do que nos posteriores.***

Esta combinação de perda de integridade estrutural, perda de humidade e perda de resistência da dentina compromete os dentes tratados endodonticamente e requer cuidados especiais na restauração de dentes sem polpa.

***Alteração das caraterísticas estéticas do dente residual***

***As alterações estéticas também ocorrem em dentes tratados endodonticamente***. O escurecimento de dentes anteriores não vitais é um fenómeno comum. A dentina alterada bioquimicamente modifica a refração da luz através do dente e altera a sua aparência. A limpeza endodôntica inadequada e a modelagem da área coronal também contribuem para essa descoloração, manchando a dentina devido à degradação do tecido vital deixado nos cornos pulpares. Os medicamentos utilizados no tratamento dentário e os restos de material de obturação do canal radicular podem afetar o aspeto dos dentes tratados endodonticamente.[8]

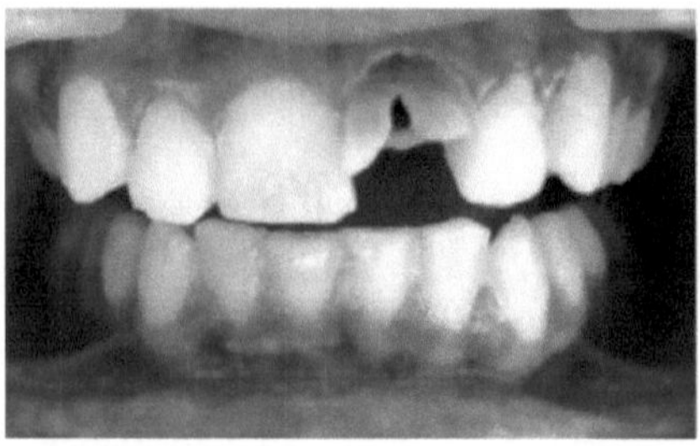

**Figura 5: Uma diminuição da estrutura dentária devido a cáries requer uma consideração estética utilizando uma coroa**

## CONSIDERAÇÕES SOBRE A RESTAURAÇÃO DE DENTES TRATADOS ENDODONTICAMENTE

Todas as alterações que acompanham a terapia do canal radicular influenciam a seleção de procedimentos de restauração para dentes tratados endodonticamente. Considerações importantes incluem as seguintes :

- ***A quantidade de estrutura dentária remanescente***
- ***A posição anatómica do dente***
- ***A carga funcional sobre o dente***
- ***Os requisitos estéticos do dente***

As várias combinações destes factores determinarão se são indicadas cavilhas, núcleos ou coroas e ajudarão na seleção de cada um. [8]

**A quantidade de estrutura dentária remanescente :**

A perda de estrutura dentária pode variar desde preparações de acesso mínimas em dentes intactos até danos extensos que põem em risco a longevidade do próprio dente. A quantidade de danos na estrutura dentária é um dos aspectos mais importantes na restauração do dente tratado endodonticamente. ***Os dentes com mais de metade da estrutura dentária intacta são inerentemente mais fortes do que os dentes danificados e podem ser restaurados de forma conservadora com restaurações coronais e sem cavilhas no interior das raízes.*** Por outro lado, a perda extensiva de estrutura dentária devido a cáries, fratura e restaurações anteriores enfraquece significativamente o dente remanescente, tornando necessárias cavilhas, núcleos e coroas.

Os dentes com uma estrutura dentária remanescente mínima

apresentam vários problemas clínicos. Estes incluem os seguintes :

- ***Aumento do risco de fratura radicular***
- ***Um maior potencial para cáries recorrentes devastadoras após a restauração***
- ***Uma maior ocorrência de deslocação ou perda da restauração definitiva***
- ***Um aumento da incidência de invasão da largura biológica durante a preparação***

A quantidade de dentina remanescente é muito mais significativa para o prognóstico a longo prazo do dente restaurado do que a seleção de materiais artificiais para pinos, núcleos ou coroas. [8]

***Ingrid Peroz et al (2005) classificaram o plano de restauração de dentes tratados endodonticamente em função do número de paredes remanescentes à volta da preparação da cavidade de acesso.***

- *Classe I:* Quatro paredes restantes em torno da preparação da cavidade de acesso.

  todas as paredes axiais da cavidade permanecem com uma espessura superior a 1 mm, então apenas a restauração da cavidade de acesso é suficiente, desde que o dente não esteja sujeito a forças oclusais indevidas.

- *Classes II e III:* Duas ou três paredes remanescentes à volta da preparação da cavidade de acesso Quando restam duas ou três paredes da cavidade, geralmente não é necessário um pilar e, nesses casos, é indicado um núcleo seguido de uma coroa.

- **Classe IV**: Uma parede remanescente à volta da preparação da cavidade de acesso. A utilização dos postes é indicada nos casos em que apenas resta uma parede da cavidade

- *Classe V:* Não há parede remanescente em torno da preparação da cavidade de acesso. A inserção do pilar é obrigatória para a retenção do núcleo nos casos em que não há parede da cavidade remanescente.

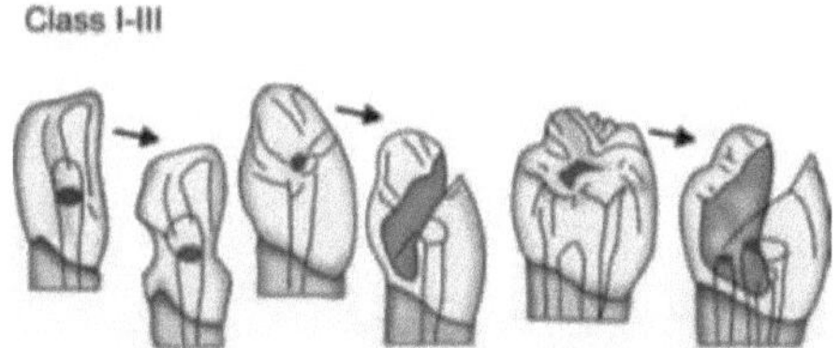


**FIGURA 6: Se existirem duas a quatro paredes cavitárias à volta do poste de preparação de acesso não é necessário. Apenas é indicada a restauração ou a construção de núcleo seguida de coroa**

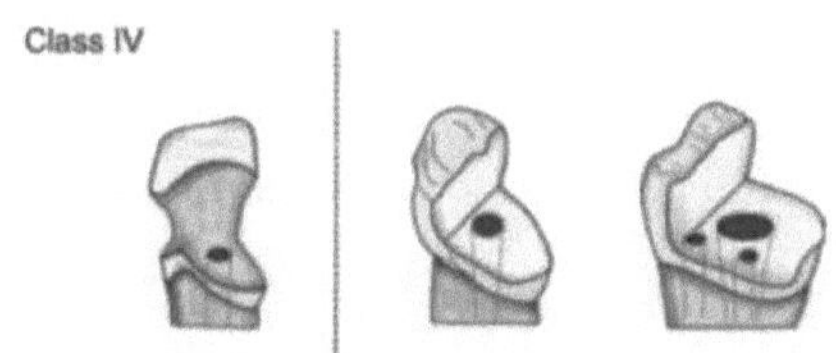


**FIGURA 7: Se existir apenas uma parede à volta da preparação de acesso, é indicada a utilização de pilar seguido de coroa**

Class V

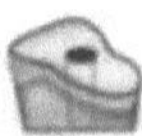
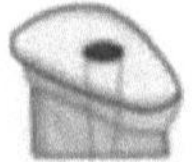
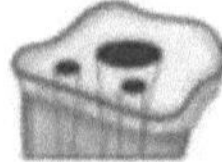

**FIGURA 8: Se não existirem paredes cavitadas à volta da preparação de acesso, são fornecidos pilar, núcleo e coroa**

***De acordo com Cohen, a escolha da restauração pós-endodôntica depende da quantidade de estrutura dentária coronal remanescente.***

- Os dentes com uma perda mínima da estrutura dentária são inerentemente mais fortes e podem ser restaurados apenas com restaurações coronárias.

- Os dentes com mais de 50 por cento de estrutura dentária coronal remanescente podem ser restaurados com coroa.
- Os dentes com 25 a 50 por cento de estrutura dentária coronal remanescente podem ser restaurados com pilares não-rígidos.
- Os dentes com menos de 25% de estrutura dentária coronal remanescente, ou menos de 3 a 4 mm de estrutura dentária cervical, devem ser restaurados com pilares rígidos.

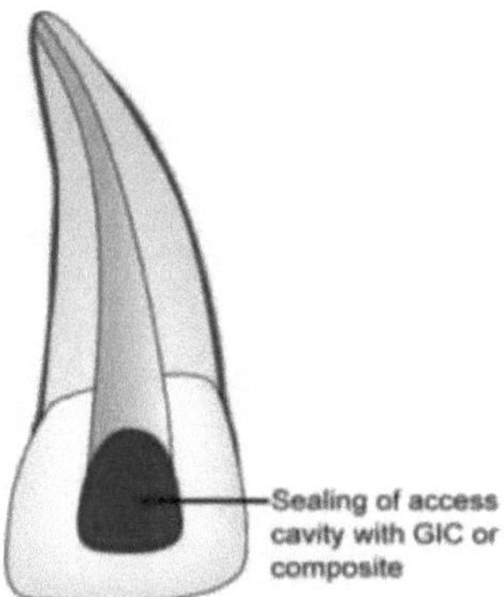


**FIGURA 9: No dente anterior com a maior parte da estrutura saudável remanescente, a preparação de acesso pode ser selada com GIC ou compósito**

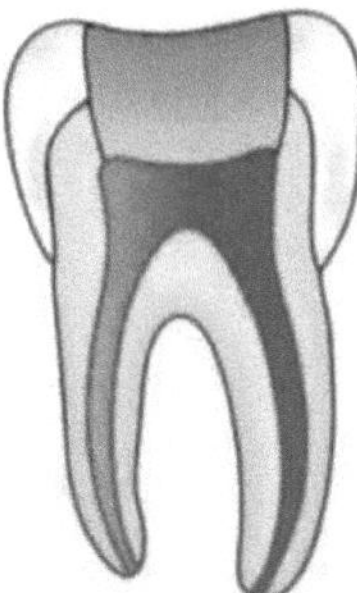

**FIGURA 10: Se a maior parte da estrutura dentária saudável estiver presente, a preparação de acesso deve ser selada com amálgama ou compósito de alta resistência**

## A posição anatómica do dente:

***Dentes anteriores:*** Os dentes anteriores intactos, não vitais, que não perderam estrutura dentária para além da reparação do acesso endodôntico, têm um risco mínimo de fratura. Geralmente, não necessitam de coroa, núcleo ou pino. O tratamento restaurador limita-se ao selamento da cavidade de acesso. Um dente anterior não vital que tenha perdido estrutura dentária significativa requer uma coroa. A coroa é suportada e retida pela cavilha e pelo núcleo. As propriedades físicas desejadas das cavilhas determinarão a seleção dos materiais para a coroa, núcleo e cavilha.

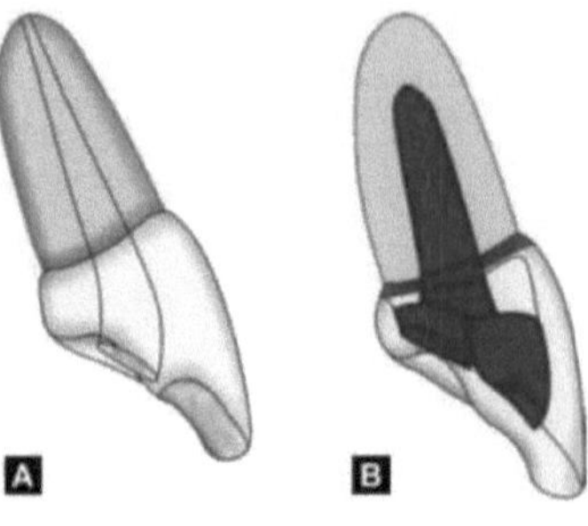


**FIGURA 11: (A) Um dente com uma coroa clínica intacta pode ser adequadamente restaurado com uma restauração coronal; (B) Um dente sem polpa de raiz única com uma coroa severamente danificada necessita de um núcleo de cavilha antes da colocação de uma coroa**

Os dentes posteriores suportam maiores cargas oclusais do que os dentes anteriores, e as restaurações devem ser planeadas para proteger os dentes posteriores contra a fratura. A necessidade de cavilhas e núcleos depende da quantidade de estrutura dentária remanescente. Quando existe estrutura dentária suficiente para reter o núcleo e a coroa, os pinos não são necessários. [8]

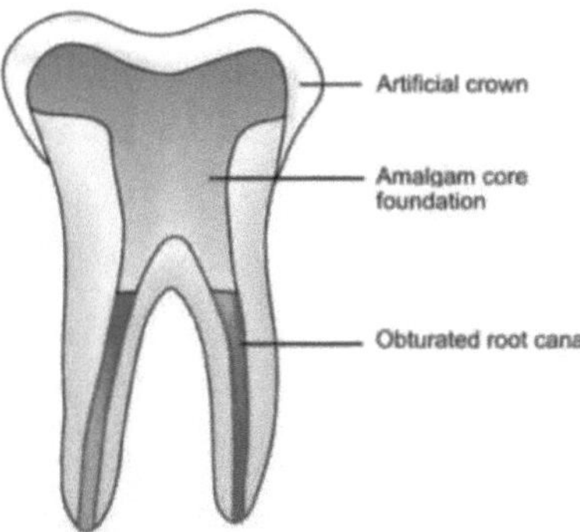


**FIGURA 12: Para dentes posteriores com estrutura coronal suficiente, pode ser efectuada uma restauração coronal com coroa**

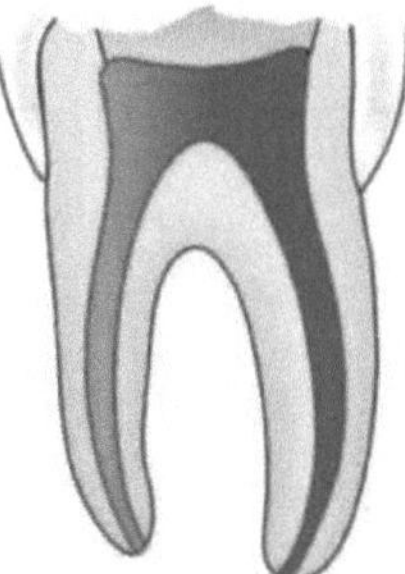

**FIGURA 13: No caso de uma coroa gravemente danificada sem cúspides remanescentes, é indicado o uso de um pilar**

## Carga funcional do dente :

As forças horizontais e de torção suportadas pelos pilares para próteses parciais fixas ou removíveis ditam caraterísticas de proteção e retenção mais extensas na restauração. Da mesma forma, os dentes que apresentam um desgaste extenso devido ao bruxismo, oclusão intensa ou função lateral intensa requerem o complemento completo de cavilha, núcleo e coroa.

**Requisitos estéticos do dente:**

Os dentes anteriores, pré-molares e muitas vezes o primeiro molar superior habitam a zona estética da boca. Estes dentes são emoldurados pela gengiva e pelos lábios para criar um sorriso esteticamente agradável. Alterações na cor ou translucidez dos tecidos duros e moles visíveis afectam negativamente a estética desta zona. Os dentes na zona estética requerem uma seleção cuidadosa dos materiais de restauração, um manuseamento cuidadoso dos tecidos e uma intervenção endodôntica atempada para evitar o escurecimento da raiz à medida que o dente perde vitalidade. Os materiais de restauração actuais para estes dentes incluem cavilhas da cor do dente; núcleos de resina composta ou cerâmica da cor do dente; cimentos da cor do dente; e vários materiais de coroa de porcelana ou cerâmica. [8]

Quando é tomada a decisão de restaurar o dente tratado endodonticamente, deve ser efectuada uma avaliação cuidadosa para

- ***Boa vedação apical***
- ***Sem sensibilidade à pressão***
- ***Sem exsudado***
- ***Sem sinusite***
- ***Sem sensibilidade apical***
- ***Sem inflamação ativa***

As obturações radiculares inadequadas devem ser refeitas e, se ainda houver dúvidas, o dente é monitorizado até haver uma evidência definitiva de sucesso ou insucesso. [46]

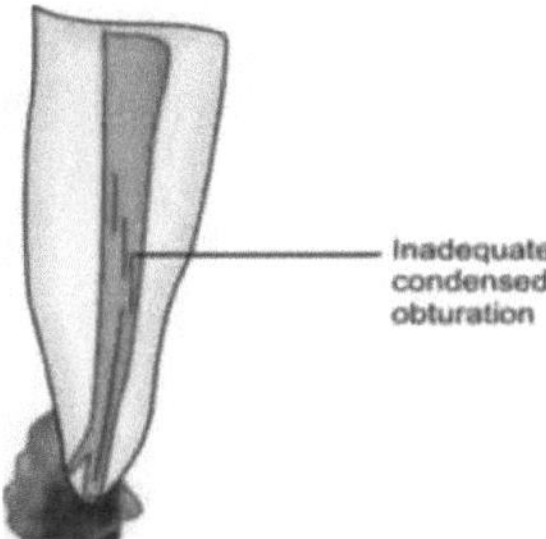


**FIGURA 14: Um dente com insucesso endodôntico devido a uma obturação de má qualidade não está indicado para pino e núcleo**

## COMPONENTES BÁSICOS UTILIZADOS NA RESTAURAÇÃO DE DENTES TRATADOS ENDODONTICAMENTE

Embora a câmara pulpar tenha sido utilizada em tempos para a retenção de uma restauração extracoronária, com a coroa e o pilar de retenção construídos como uma unidade única, estas próteses são apenas de interesse histórico e já não são tentadas. Com o crescente interesse na restauração de dentes sem polpa nos últimos anos, tem-se verificado uma mudança gradual da coroa em que a cavilha é parte integrante. No seu lugar, num dispositivo separado e bem fixado, a cavilha substitui a estrutura dentária coronal em falta. A coroa é fabricada sobre ela, tal como seria fabricada sobre uma preparação composta inteiramente por estrutura dentária.

1. ***RESTAURAÇÃO DE FUNDAÇÃO*** - O pilar e o núcleo são fabricados com um material rígido que, quando cimentado no canal radicular e na câmara pulpar, proporciona uma restauração de base sólida que fica bem retida no dente. Assim, ***a principal função de um pilar é ajudar a reter o núcleo para restaurar a estrutura dentária perdida para retenção da restauração e para proporcionar força ou resistência à fratura***. Envolve ***o pilar, o núcleo e o cimento de cimentação em conjunto.***

2. A porção supragengival de tal restauração, quer porque substitui a estrutura coronal do dente, quer porque forma o centro do núcleo da nova restauração, ou talvez por ambas as razões, é designada por ***núcleo.***

3. Se for retido por uma cavilha ou espigão no canal radicular, é designado por ***núcleo de cavilha.***

4. Um terceiro componente deste sistema é uma faixa metálica envolvente que suportará o dente externamente, protegendo-o contra a fratura pela cavilha. Isto foi descrito como o ***efeito de virola*** por Eissmann, que sugeriu que tivesse ***2,00 mm*** de largura. Pode ser proporcionado por um coping, um ***contrabaixo longo no núcleo ou*** pelas ***paredes axiais da coroa, que se estendem apicalmente para além da margem do núcleo da cavilha***. [35,52]

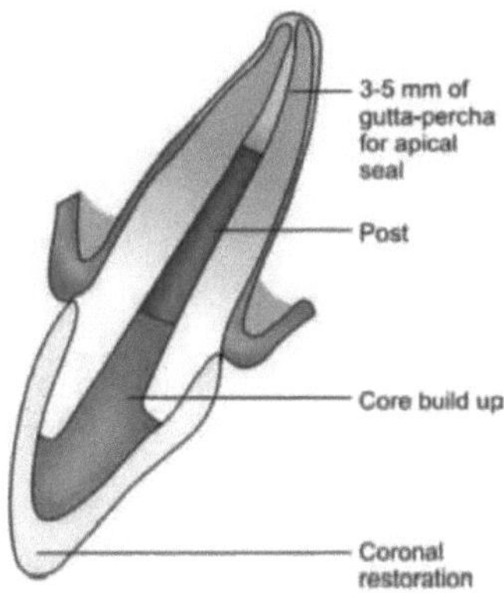

# PRINCÍPIOS DE PREPARAÇÃO DE DENTES TRATADOS ENDODONTICAMENTE

## I. Conservação da estrutura dentária:

***Preparação do canal :-***

Ao criar um espaço para o pilar, deve ter-se muito cuidado para remover apenas o mínimo de estrutura dentária do canal. O alargamento excessivo pode perfurar ou enfraquecer a raiz, que pode então partir-se durante a cimentação do pilar ou durante a função subsequente. ***A espessura da dentina remanescente é a principal variável na resistência à fratura da raiz.*** Testes experimentais de impacto de dentes com pinos cimentados de diferentes diâmetros mostraram que os dentes com um pino mais espesso fracturam mais facilmente do que aqueles com um mais fino. A análise fotoelástica de tensões também mostrou que ***as tensões internas são reduzidas com pinos mais finos.***

No entanto, é difícil alargar o canal radicular uniformemente e avaliar com exatidão a quantidade de estrutura dentária que foi removida e a espessura da dentina remanescente. ***Por conseguinte, o canal radicular deve ser alargado apenas o suficiente para permitir que o pilar se encaixe de forma precisa e passiva, assegurando simultaneamente a resistência e a retenção.*** Ao longo do comprimento do espaço do pilar, o alargamento raramente necessita de ***exceder um ou dois tamanhos de lima adicionais para além do maior tamanho utilizado no tratamento endodôntico***. [46]

***Preparação do tecido coronal:-***

Os dentes tratados endodonticamente perderam frequentemente muita estrutura dentária coronal como resultado de cáries, restaurações anteriores ou na preparação da cavidade de acesso endodôntico. É necessária uma redução adicional para acomodar uma coroa completa e para remover os rebaixos intracoronários se for utilizado um núcleo fundido, e isto pode deixar muito pouca dentina coronal. ***Deve-se conservar o máximo possível*** da ***estrutura coronal do dente, porque ajuda a reduzir a concentração de tensão na margem gengival.*** A prática clínica comum de redução coronal de rotina até ao nível gengival antes do fabrico do pilar e do núcleo deve ser evitada. [46]

**II. Formulário de retenção :-**

***Dentes anteriores :-*** A deslocação de uma coroa anterior pós-retenção é frequentemente observada clinicamente e deve-se a uma forma de retenção inadequada do pilar preparado. ***A retenção do pilar é afetada pela geometria da preparação, pelo comprimento do pilar, pelo diâmetro, pela textura da superfície e pelo agente de cimentação.***

***Geometria de preparação:-*** Alguns canais, particularmente os incisivos centrais superiores, têm uma secção transversal quase circular. Estes podem ser preparados com uma broca helicoidal ou alargador para proporcionar uma cavidade com paredes paralelas ou conicidade mínima, permitindo a utilização de um pino pré-formado de tamanho e configuração correspondentes. Por outro lado, os canais com secção transversal elíptica devem ser preparados como na preparação convencional do dente para uma restauração extracoronária, com uma quantidade restrita de conicidade (6 a 8o) para assegurar uma retenção adequada, eliminando ao mesmo tempo os cortes inferiores indesejados. ***A retenção aumenta rapidamente à medida que a conicidade é reduzida.***

Testes laboratoriais confirmaram que ***os pilares de lados paralelos são mais retentivos do que os pilares cónicos e que os pilares roscados são os mais retentivos de todos.*** No entanto, estas comparações só são relevantes se o pilar encaixar corretamente no canal radicular, uma vez que a retenção é proporcional à área total da superfície. Quando o canal radicular é elíptico ou alargado, um pino de lados paralelos não se ajustará adequadamente, a menos que o canal seja consideravelmente alargado, o que enfraqueceria desnecessariamente a raiz. [46]

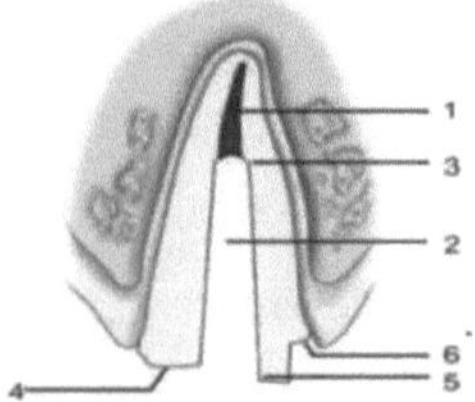


**FIGURA 16: Caraterísticas de uma conceção bem sucedida de poste e núcleo. 1. Selamento apical adequado; 2. Alargamento mínimo do canal; 3. Comprimento adequado do pilar; 4. Paragem horizontal positiva; 5. Parede vertical para impedir a rotação; 6. Extensão da margem final da restauração sobre a estrutura dentária sólida**

***Comprimento do pilar:*** - Estudos demonstraram que à medida que ***o comprimento do pilar aumenta, a retenção aumenta,*** mas a relação não é necessariamente linear. [46,48] Um pilar demasiado curto falhará na retenção e poderá causar fratura da raiz devido a tensões geradas pelas forças oclusais na coroa e no núcleo do pino, enquanto que um pilar demasiado comprido poderá danificar a vedação da obturação do canal radicular ou arriscar a perfuração da raiz se o terço apical for curvo ou cónico.

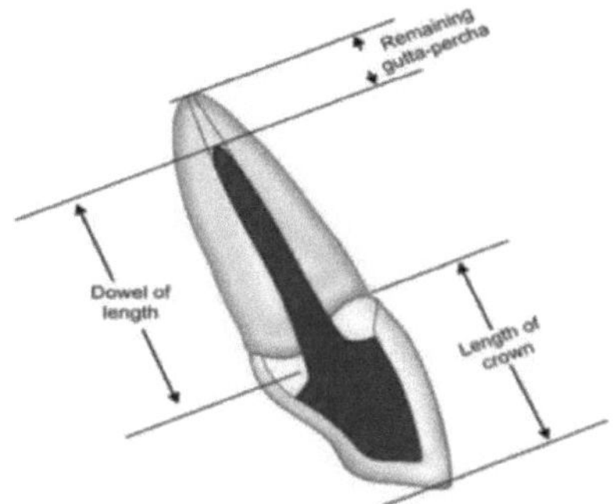


**FIGURA 17 : O comprimento da cavilha deve ser igual ao comprimento da coroa ou a dois terços do comprimento da raiz. O comprimento da restante guta-percha deve ser, pelo menos, de 3-5 mm**

***Diâmetro do pilar: - O aumento do diâmetro do pilar*** numa tentativa de aumentar a retenção não é recomendado, uma vez que pode ***enfraquecer*** desnecessariamente ***a raiz remanescente.*** A evidência empírica sugere que o prognóstico geral é bom quando o diâmetro do pilar ***não excede um terço do diâmetro da secção transversal da raiz.***

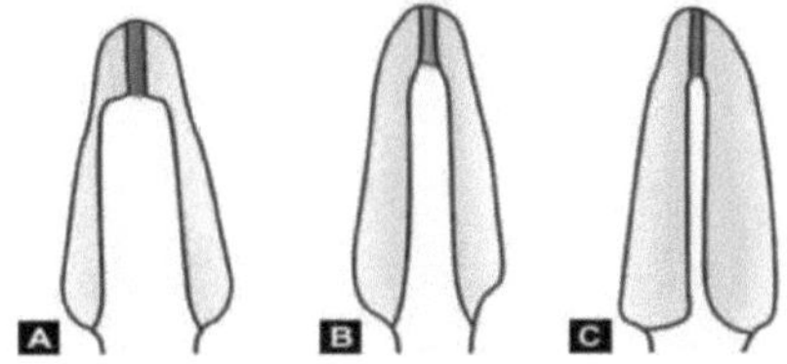


**FIGURA 18: (A) Diâmetro demasiado largo do espaço para o pilar; (B) Diâmetro ótimo do espaço para o pilar; (C) Diâmetro demasiado estreito do**

**espaço para o pilar**

Atualmente, existem três teorias/filosofias diferentes sobre o pós-diâmetro na literatura. São elas:

1. ***Conservationist:*** Sugere o diâmetro mais estreito que permite o fabrico de um pilar com o comprimento pretendido. Permite ***uma instrumentação mínima do canal*** para a preparação do espaço do pilar. De acordo com isto, os dentes com ***pinos mais pequenos apresentam maior resistência à fratura.***

2. ***Preservacionista:*** defende que ***pelo menos 1 mm de dentina sã deve ser mantido circunferencialmente*** para resistir à fratura.

3. ***Proporcionalista:*** Este defende que ***a largura do pilar não deve exceder um terço da largura da raiz nas suas dimensões mais estreitas para resistir à fratura.*** A diretriz para determinar o diâmetro adequado do pilar envolve a largura mesiodistal das raízes.

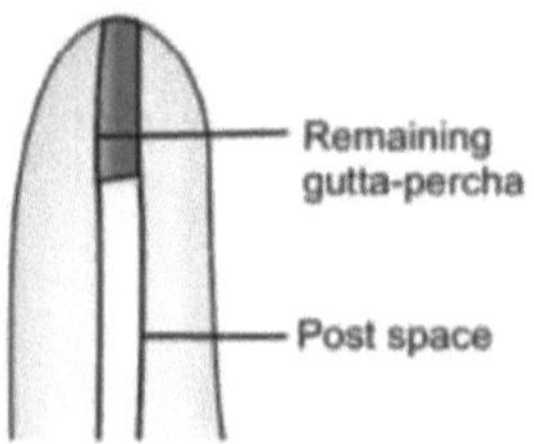


**FIGURA 19: Abordagem conservacionista**

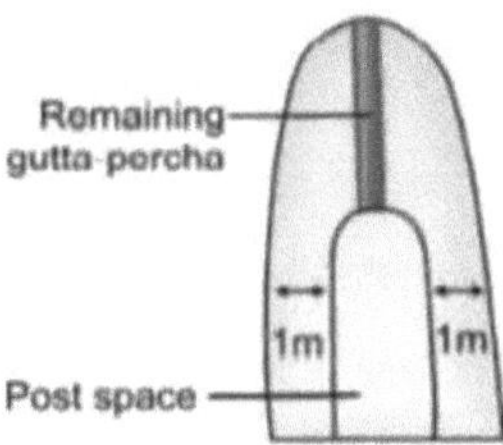

**FIGURA 20 : Abordagem preservacionista**

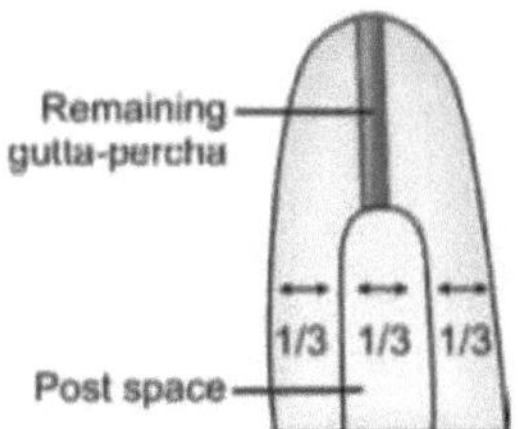

**FIGURA 21: Abordagem proporcional**

***Textura da superfície do pilar: -*** Um ***pilar serrilhado ou rugoso é mais retentivo*** do que um liso, e a ranhura controlada do pilar e do canal radicular aumenta consideravelmente a retenção de um pilar cónico. [3,46,48]

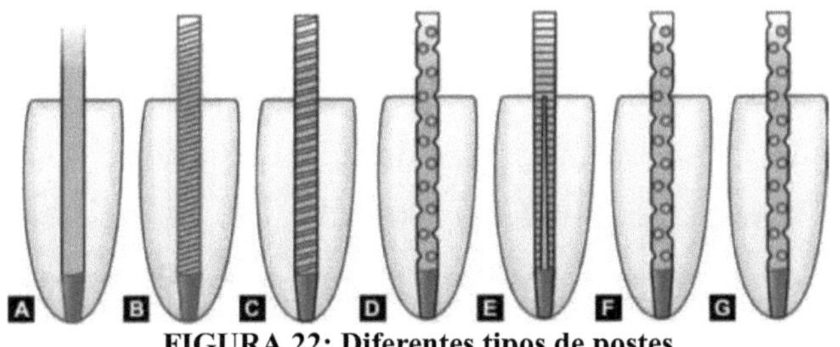

**FIGURA 22: Diferentes tipos de postes**

***Agente de cimentação: -*** A escolha do agente de cimentação parece ter pouco efeito na retenção do pilar ou na resistência à fratura da dentina. [26,46] O fosfato de zinco e o ionómero de vidro têm propriedades de retenção semelhantes. O policarboxilato de zinco e as resinas compostas têm propriedades de retenção ligeiramente inferiores. No entanto, ***os pilares cónicos, em oposição aos pilares de lados paralelos, parecem ser melhor retidos pelo cimento de fosfato de zinco do que pelo policarboxilato de zinco, resinas epoxídicas ou resinas compostas.*** [46]

***Dentes posteriores :-***

Ao contrário dos dentes anteriores, os pinos longos com secção transversal circular devem ser evitados nos dentes posteriores, que muitas vezes têm raízes curvas e canais elípticos ou em forma de fita. Para esses dentes, ***a retenção é melhor fornecida por dois ou mais pinos relativamente curtos nos canais divergentes.***

Quando a amálgama é utilizada como material do núcleo, pode ***ser condensada à volta de pilares metálicos cimentados ou diretamente em espaços curtos e preparados para pilares.*** A utilização dos canais para retenção pode proporcionar bons resultados clínicos, embora a resistência do dente, uma vez colocada uma coroa completa, pareça ser pouco influenciada pelas diferenças de técnica. Se a retenção do dente for crítica, pode ser feito um núcleo de gesso em secções que tenham diferentes caminhos de retirada. [46]

Um método de preparação alternativo para o dente posterior consiste em selecionar os canais mais largos ***(normalmente o palatino dos molares superiores e o distal dos molares inferiores)*** para o pilar principal e depois ***preparar espaços curtos para pilares auxiliares***

***nos outros canais com o mesmo trajeto de retirada.***

**III. Forma de resistência :-**

***Distribuição de tensões:-*** Uma das funções de um pilar e núcleo é melhorar a resistência a forças direcionadas lateralmente, distribuindo-as pela maior área possível. No entanto, uma preparação interna excessiva da raiz enfraquece-a e a possibilidade de falha aumenta. A ***conceção do pilar deve distribuir as tensões tão uniformemente quanto possível.***

A influência da conceção dos postes na distribuição das tensões foi testada utilizando materiais fotoelásticos, extensómetros e análise de elementos finitos. A partir destes estudos laboratoriais, foram retiradas as seguintes conclusões.

- As maiores concentrações de tensão encontram-se no ombro, particularmente ***interproximalmente, e no ápice***. A dentina deve ser conservada nestas áreas, se possível. As tensões são reduzidas à medida que o comprimento do pilar aumenta.
- ***Os postes de lados paralelos podem distribuir as tensões de forma mais uniforme do que os postes cónicos,*** que podem ter um efeito de cunha (Fig. 20). No entanto, os postes paralelos geram tensões elevadas no vértice. [46]
- ***Os ângulos agudos devem ser evitados*** porque produzem tensões elevadas durante o carregamento.
- Podem ser geradas ***tensões elevadas*** durante a inserção, em particular com ***postes lisos de lados paralelos*** que ***não*** têm ***qualquer abertura*** para a saída do cimento.

- Os ***postes roscados*** podem produzir ***uma elevada concentração de tensões*** durante a inserção e o carregamento, mas demonstraram ***distribuir as tensões uniformemente se os postes forem recuados meia volta e se a área de contacto da cabeça for suficientemente grande.***

A camada de cimento resulta numa distribuição mais uniforme da tensão na raiz com menos concentrações de tensão. [46]

***Resistência à rotação: -*** É importante que um pilar com uma secção transversal circular não rode durante a função. Nos casos em que ainda existe suficiente estrutura coronal do dente, isto não deve constituir um problema porque a rotação é impedida por uma parede coronal vertical. ***Nos casos em que a dentina coronal foi completamente perdida, um pequeno sulco colocado no canal pode servir, como anti-rotacional, para impedir a rotação. elemento rotacional.*** [34] O sulco está normalmente localizado onde a raiz é mais volumosa, geralmente na face lingual. Em alternativa, a rotação pode ser evitada por um ***pino auxiliar*** na face da raiz. A rotação de um pilar roscado também pode ser evitada ***preparando uma pequena cavidade - metade no pilar, metade na raiz, e condensando amálgama na mesma após o pilar ser cimentado.*** [46]

***IV Efeito de virola***

***Definição:*** A virola é definida como ***uma banda de metal que circunda a superfície externa do dente residual.*** É formada pelas paredes e margens do dente. Se a coroa artificial se estende apicalmente até às margens do núcleo e ***circunda a estrutura sã do dente em 360°, a coroa serve de anel de reforço***. Desta forma, a virola ajuda a ***proteger a raiz da fratura vertical***.

- Ferrule deriva de uma ***palavra latina ferrum significa ferro, variola significa bracelete,*** que é o suporte da coroa contra o tecido dentário supragengival remanescente.
- Verificou-se que uma ***ponteira com 1 a 2 mm de estrutura vertical do dente duplica a resistência à fratura do que nos dentes sem qualquer efeito de ponteira.*** A isto chama-se ***virola de coroa.***
- A altura da ponteira pode variar de acordo com as diferentes ***cargas oclusais funcionais.*** Por exemplo, o incisivo maxilar necessita de uma virola mais comprida na face palatina e o incisivo mandibular necessita de uma virola mais comprida na face vestibular. Por vezes, quando a estrutura dentária adequada não está presente, é necessário o alongamento da coroa ou a erupção ortodôntica de um dente para obter uma ponteira adequada.

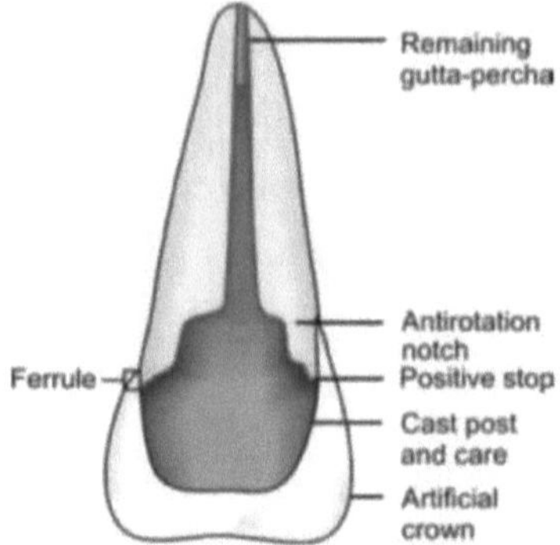

**FIGURA 23 : Colocação de pilar e núcleo com efeito de virola, batente positivo e entalhe anti-rotação**

***Requisitos da virola:***

- A altura axial da parede da virola deve ser de, pelo menos, 1 a 2 mm.
- A virola deve ser constituída por paredes axiais paralelas.
- As margens da preparação devem assentar sobre a estrutura dentária sólida.
- A restauração deve circundar completamente o dente.
- A restauração não deve invadir completamente a largura biológica. Um mínimo de 4 a 5 mm de estrutura dentária supra-óssea deve estar disponível para acomodar a restauração e o aparelho de fixação.
- Para ser eficaz, é necessário um ferrolho com uma espessura mínima de 1 mm.

***Funções da virola*** :

- A falta de virola pode resultar em fratura devido ao facto de forçar o núcleo, o pilar e a raiz a tensões funcionais elevadas.

- Resiste às forças laterais do poste.
- Resiste ao efeito de alavanca da coroa em função.
- Aumenta a resistência e a retenção da restauração.

***Virola secundária/Virola do núcleo*** :

Por vezes, ***num dente que está a ser preparado para a colocação de um pilar fundido, é aplicado um contrabaixo com um colar de metal que circunda o dente.*** Este serve como virola secundária, independente da virola fornecida pela coroa fundida.

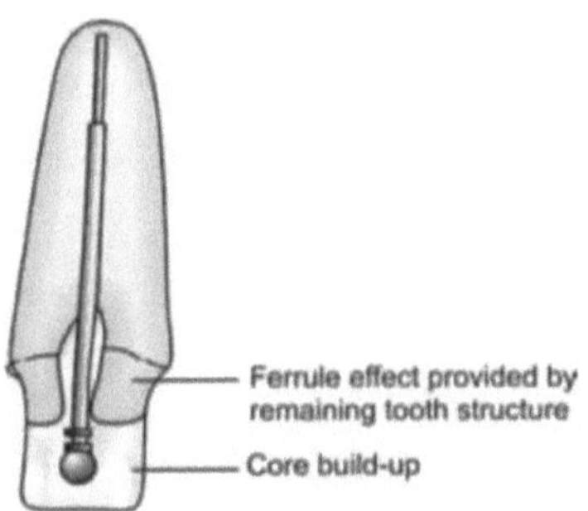


**FIGURA 24: Efeito de virola**

***Modo de falha*** :

Todos os sistemas de postos apresentam uma percentagem de falhas, mas com uma amplitude variável.

As falhas dos pilares são mais elevadas nos casos de dentes não restauráveis.

Factores que afectam a longevidade clínica do pilar e do núcleo:

- Magnitude e direção da força

- Tipo de dente
- Espessura da dentina remanescente
- Seleção de correio
- Qualidade da camada de cimento.

***As falhas dos postes e do núcleo*** podem ocorrer sob a forma de:

- Pós-fratura
- Fratura da raiz
- Fratura do núcleo
- Pós-deslocamento
- Falhas estéticas.

***Recuperabilidade***:

Idealmente, um sistema de pinos selecionado deve ser tal que, se um tratamento endodôntico falhar, ou se ocorrer uma falha do pino e do núcleo, este deve ser recuperável. ***Os pilares metálicos, especialmente o sistema de núcleo e pilar fundido, são difíceis de remover. Os pilares de fibra são fáceis de remover, enquanto os pilares de zircónio e de cerâmica são difíceis de remover.***

As mensagens podem ser removidas por

- Utilização de instrumentos rotativos e solventes
- Utilização de ultra-sons
- Utilização de kits especiais como o ***kit Messeran, sistema pós-remoção e extractores endodônticos.***

## DOWEL

***A cavilha é um pilar ou outro material de restauração relativamente rígido colocado na raiz de um dente não vital.*** As cavilhas podem ser fabricadas em metal ou numa variedade de substâncias não metálicas mais recentes. A cavilha é especialmente importante na restauração de dentes não vitais que sofreram danos significativos e não têm estrutura dentária sólida suficiente acima da inserção periodontal para fixar uma restauração coronal. A cavilha dentro da raiz residual estende-se apicalmente para ancorar os materiais do núcleo que suportam a coroa. ***O principal objetivo da cavilha é proporcionar retenção para o núcleo e a restauração coronal. Deve fazê-lo sem aumentar o risco de fratura da raiz. Assim, a cavilha tem uma função tanto retentiva como protetora: a cavilha funciona principalmente para ajudar na retenção da restauração e para proteger o comprimento da raiz.*** A cavilha em si não fortalece o dente. Pelo contrário, o dente fica enfraquecido se a dentina for sacrificada para colocar uma cavilha de grande diâmetro. Esta é uma distinção importante, porque podem ocorrer danos significativos devido a esforços mal direcionados para fortalecer as raízes com cavilhas grandes.[8]

**Propriedades ideais da bucha:** As cavilhas devem ter o maior número possível das seguintes caraterísticas clínicas:

- ***Proteção máxima da raiz***
- ***Retenção adequada na raiz***
- ***Proteção máxima do cimento da margem da coroa***
- ***Estética agradável, quando indicado***
- ***Elevada visibilidade radiográfica***
- ***Recuperabilidade***
- ***Biocompatibilidade***[8]

**Classificação das mensagens :**

As mensagens também podem ser classificadas

***De acordo com a Shape***

- Lados paralelos-serrilhados e ventilados, por exemplo, parapostos
- Sistemas cónicos auto-roscantes, por exemplo, dentatus
- Sistemas cónicos de faces lisas, por exemplo, kerr, ash
- Sistemas de postes roscados de lados paralelos, por exemplo, radix, anchor, sistema de postes de ancoragem kurer
- Sistemas de haste dividida, roscados e de lados paralelos, por exemplo, flexipost.

***De acordo com o método de envolvimento da dentina***

1. Postes de retenção passivos (cimentados)

- Mensagens de elenco
- Cónico liso
- Postes paralelos serrilhados

2. Postos de retenção activos (roscados)

- Flexiposts
- Postos de ancoragem de Kurer.

***De acordo com o material do Correio***

***1. Metal***

- Aço inoxidável
- Titânio
- Ni-Cr
- Liga de ouro

*2. Postos de fibra*

- Fibra de vidro
- Fibra de quartzo
- Fibra de carbono, por exemplo - Composipost - Carbonite - Endopost - Mirafit carbon
- Fibra de silicone, por exemplo - Esthetipost - Esthetiplus - Lightpost - Snowpost -

Parapost de fibra branco - Fiber-kor

***Cerâmica***

- Cerâmica, por exemplo, composto
- Zircónio

***CLASSIFICAÇÃO RECENTE:***

Com base na composição:

***1. Composto54***

***2. Cerâmica***

Os materiais compósitos são compostos por fibras de

1. CARBONO

2. SÍLICA

  - ***Poste de fibra de sílica***
  - ***Posto de Estética***
  - ***Estética Plus***
  - ***Para Post***
  - ***Poste de neve Poste de transmissão de luz***
  - ***Poste de luz cónico duplo***
  - ***Posto de Ancoragem Luscent -***
  - ***Poste de ancoragem duplo lusco-fusco***
  - ***Fita de fibra Post Ribbond***

À base de cerâmica - ***Cosmopost***

Os pilares endodônticos podem ser divididos em duas grandes categorias: ***pilares moldados à medida e pilares pré-fabricados***.

***Postes pré-fabricados :***

Estas podem ainda ser classificadas como:

- ***Postos metálicos:***
  1. Liga de ouro
  2. Alta liga de platina
  3. Liga Co-Cr-Mo
  4. Liga de aço inoxidável
  5. Titânio e ligas de titânio.
- ***Postes não metálicos:***
  1. Postes em fibra de carbono
  2. Postes de fibra de quartzo
  3. Postes de zircónio
  4. Postes de fibra de vidro
  5. Postes de plástico.

***Postes fundidos à medida*** :

Estes podem ser fundidos a partir de um padrão direto fabricado em boca do paciente ou padrão indireto fabricado no laboratório. Estes podem ainda ser de três tipos:

1. ***Poste e núcleo de metal fundido personalizado:*** Estes são normalmente feitos de: - Ligas de ouro - Ligas de platina-paládio - Ligas de metais comuns - Ligas de Co-Cr-Mo - Ligas de Ni-Cr.
2. ***Todos os postes de cerâmica feitos à medida.***
3. ***Postes de fibra de polietileno.***

Os postes pré-fabricados, por sua vez, podem ser classificados em ***postes de retenção passiva ou de retenção ativa***. [20]

***Postes moldados à medida :*** Os pilares moldados à medida são fabricados na cadeira e no laboratório a partir de uma reprodução negativa do canal preparado. A cera ou a resina de cura a frio são normalmente utilizadas para obter estes padrões que são depois investidos e fundidos com uma liga à escolha. Até recentemente***, as ligas de ouro (principalmente as ligas de fundição dos tipos III e IV)*** eram utilizadas quase exclusivamente. Atualmente, estão a ser utilizadas algumas ***ligas de fundição não preciosas***. [20]

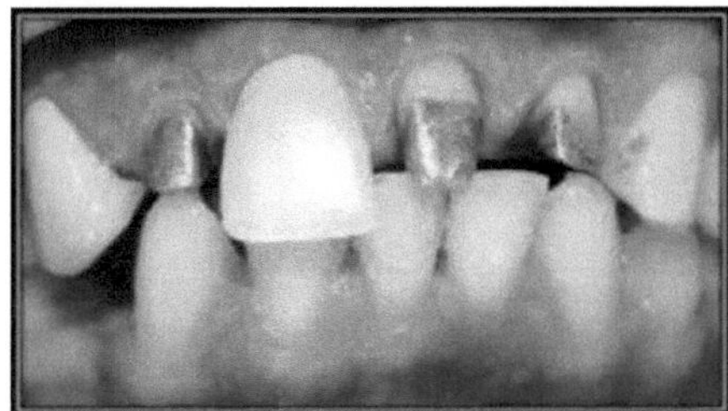

**FIGURA 25: Poste fundido personalizado**

***As vantagens*** dos sistemas de postes fundidos são as seguintes

(1) são adaptados à configuração de raiz,

(2) adaptam-se a canais e orifícios de grandes dimensões e de forma irregular,

(3) pode ser adaptado para ser utilizado com postes forjados e modelos de plástico pré-fabricados,

(4) são fortes, e

(5) têm documentação considerável para apoiar a sua

eficácia,(6)pouco ou nenhum stress está associado à instalação.

*As* suas ***desvantagens*** são as seguintes

(1) são caros;

(2) são necessárias duas marcações;

(3) são menos retentivos;

(4) a temporização entre consultas é mais difícil;

(5) A corrosão pode ocorrer devido ao processo de fundição ou devido à utilização de ligas diferentes;

(6) existe o risco de imprecisões na fundição;

(7) podem exigir a remoção de estrutura dentária coronal adicional; e

(8) actuam como cunhas durante a transferência de carga oclusal. [58]

***Postes pré-fabricados :*** Foi desenvolvida uma grande variedade de modelos de pilares pré-fabricados. A diversidade de desenhos representa tentativas variadas de satisfazer os objectivos de retenção de restaurações e de proteção da estrutura dentária remanescente. Todos estes modelos de pilares podem ser incluídos nas seguintes classificações.

***Cónico de face lisa*** e cimentado num canal preparado por alargadores endodônticos de tamanhos correspondentes;

***Lados paralelos*** e cimentados em canais cilíndricos correspondentes;

***Parafuso cónico, auto-roscante***, com roscas que envolvem a dentina da parede do canal;

***Paralelos, roscados*** e inseridos em canais roscados pré-preparados.

***Lados paralelos, extremidades apicais cónicas*** e cimentadas em canais correspondentes.[20]

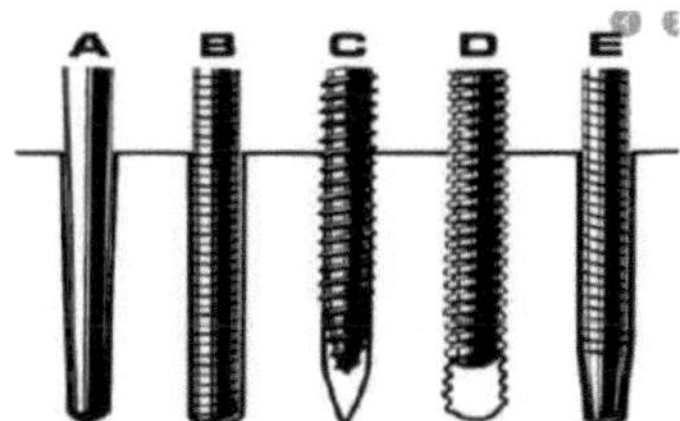


**FIGURA 26 : A) Cónico liso B) Paralelo serrilhado C) Cónico auto-roscante D) Paralelo serrilhado E) Paralelo serrilhado com extremidade cónica**

Os sistemas pré-fabricados de postes e núcleos partilham várias vantagens e desvantagens comuns.

***As*** suas ***vantagens*** são

(1) são relativamente simples de utilizar,

(2) consomem menos tempo,

(3) podem ser concluídas numa única consulta,

(4) são fáceis de temporizar,

(5) são rentáveis, e

(6) são notavelmente fortes.

As ***principais desvantagens*** destes sistemas são as seguintes

(1) a raiz é concebida para aceitar o poste, em vez de o poste ser concebido para se adaptar à raiz

(2) a sua aplicação é limitada quando se perde uma estrutura dentária coronal considerável;

(3) são possíveis reacções químicas quando os materiais do poste e do núcleo são feitos de metais diferentes; e

(4) os encaixes para próteses removíveis não podem ser aplicados ao pilar e ao núcleo, a menos que seja fabricado um molde separado para

ser colocado sobre ele. [58]

***Postes de retenção passiva :*** A retenção passiva dos postes depende da cimentação, uma ***camada entre o poste e a parede do canal ou um "mar de cimento" no qual o poste é enterrado.***[20]

***Postes cónicos e lisos :***

A conceção mais antiga e mais utilizada é a cónica, de face lisa e cimentada. Os sistemas que empregam esta configuração são ***o Kerr Endopost e o Mooser Post, e todos os postes moldados à medida.*** Existe também um ***pilar cónico serrilhado, o Ellman Nu-Bond.*** A ampla utilização de pinos cónicos pode ser atribuída à sua facilidade de utilização, uma vez que a forma cónica é a forma natural de um canal endodôntico.

O pino cónico, de lado liso e cimentado é o ***menos retentivo de todos os designs de pinos.*** Sugere-se que estes desenhos sejam usados em dentes não sujeitos a cargas funcionais ou parafuncionais elevadas e onde outros desenhos são contra-indicados.

Devido à sua conicidade, estes ***pilares são auto-ventilados e facilmente cimentados.*** As pressões hidrostáticas não se desenvolvem durante a cimentação porque o cone não actua como um pistão. A única evidência de tensão é vista onde o pilar cónico entra em contacto com as irregularidades produzidas na parede do canal durante a preparação do canal do pilar.

***Os postes cónicos lisos são cunhas e, como tal, exercem uma pressão de cunha sobre as raízes durante a função.*** Se os outros factores se mantiverem iguais, a propensão para a fratura radicular dos pilares cónicos é motivo de preocupação. O efeito de cunha de um pilar cónico está relacionado com o alargamento do canal do pilar: ***quanto maior o alargamento, maior o efeito de cunha.*** Parece prudente, portanto, minimizar o alargamento do canal durante os procedimentos de limpeza e moldagem, e de preparação do espaço pós-operatório. [20]

***Postes de lados paralelos :***

Os postes com lados paralelos, quando cimentados em canais paralelos preparados, proporcionam uma ***retenção*** muito ***maior com menos tensão do que os postes cónicos.*** Exemplos são o ***Whaledent-Para-Post, o Boston Post e o Parkell Parallel Post.*** O Para-Post, paralelo e serrilhado, é o mais utilizado. 20.

***O sistema Para-Post:***

***A Whaledent*** introduziu três modelos de postes: ***o ParaPost original, o Para-Post Plus e o Unity System.*** [20,36,45,53] Todos são pilares passivos, paralelos, ventilados, feitos de ***aço inoxidável ou titânio.*** A retenção do cimento é conseguida através de serrilhas horizontais no Para-Post, de caneluras e ranhuras em espiral no Para-Post Plus e de um padrão de diamante em relevo no Unity Post.

A cavilha de lados paralelos, serrilhada e ventilada proporciona uma ***retenção*** substancialmente ***maior do que os modelos cónicos lisos.*** Por conseguinte, estes postes podem ser utilizados eficazmente em situações em que se esperam forças aplicadas mais elevadas.

O Para-Post tem uma ***ranhura vertical cortada ao longo das suas serrilhas,*** permitindo a ***ventilação axial.*** Este desenho permite a saída do cimento e evita assim as tensões que podem ser induzidas na dentina por outros pilares paralelos cimentados. Ao cimentar o novo Para-Post Plus, Ross mediu as tensões no exterior da raiz e considerou-as comparáveis à cimentação do Flexi-Post e do V-Lock Post. Atribuiu toda a ***deformação*** induzida ***a um efeito hidráulico.*** [20] Em geral, o Para-Post serrilhado de lados paralelos demonstrou fornecer a ***distribuição mais equitativa das forças mastigatórias de todos os designs de pilares disponíveis.*** Acima de tudo, ***evita o efeito de cunha*** dos pilares cónicos. A transferência das forças oclusais do dente ocorre através da camada de cimento, que serve para amortecer as forças. Em conjunto, estes dois factores resultam numa ***distribuição uniforme das tensões no dente de suporte.***

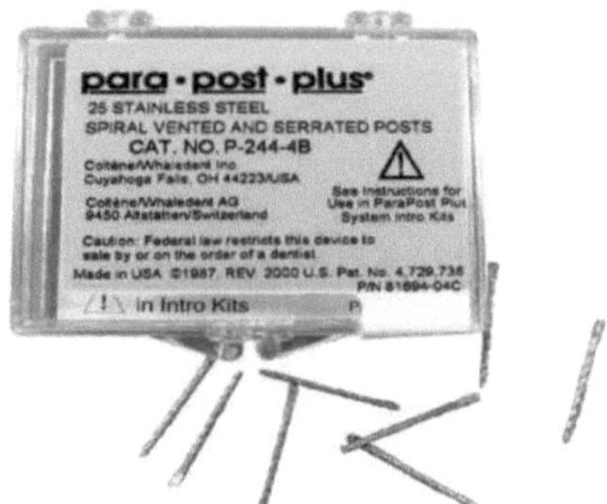


**FIGURA 27: Sistema Parapost plus**

***O sistema de correios de Boston:***

Na sua conceção física, o Boston Post assemelha-se muito a um Para-Post ***sem o canal de ventilação vertical.*** Trata-se de uma cavilha passiva, 99,6% de titânio com serrilhas horizontais que não se engrenam. É quase totalmente dependente do seu ***meio especial de "cimentação" para a retenção.*** Em 1993, a configuração do Boston

Post foi ***redesenhada com ranhuras mais profundas e uma superfície gravada e rugosa para permitir uma maior retenção.*** [20]

***Goldman e Nathanson*** desenvolveram o Boston Post na Tufts, na sequência da sua procura de uma melhor retenção de cavilhas sem o stress induzido por cavilhas que envolvem a dentina. Decidiram que a melhor retenção seria a própria dentina.
***Livres da camada de esfregaço, os túbulos dentinários abertos ofereciam um labirinto de espaço interligado no qual um meio de cimentação poderia fluir.*** Foi utilizado EDTA a 17% (7,0pH) para quelar a dentina inorgânica, seguido de NaOCl a 5,25% para remover a dentina orgânica. Isto remove totalmente a camada de smear layer mas deixa a dentina peritubular no sítio. Uma resina BisGMA não preenchida foi o melhor "meio de cimentação". Tal como acontece com o Para-Post, não existe praticamente nenhuma tensão de instalação imposta pelo Boston Post.

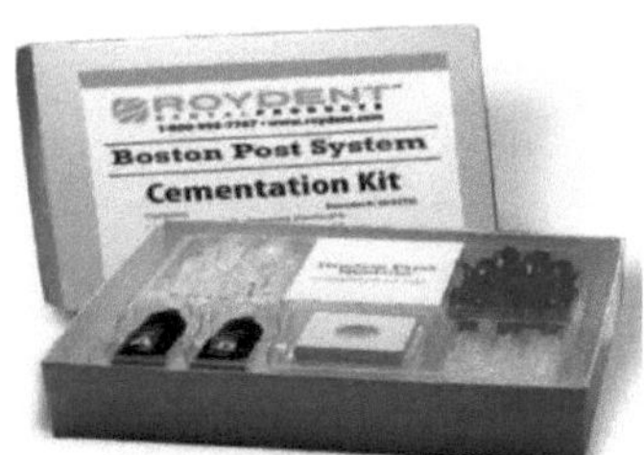


**FIGURA 28 : Sistema Boston Post**

***Sistema de postes paralelos Parkell :***

Trata-se de um ***pilar passivo inoxidável, ventilado e serrilhado, com um bloqueio anti-rotativo que se encaixa num***

***"assento" preparado na superfície da raiz.*** Os formadores de núcleo de plástico que vêm com os pilares permitem ao dentista construir um ***núcleo de coroa de resina composta imediata.*** A cimentação do pilar e do núcleo com o adesivo 4-META, colando ambos à superfície do dente, pode permitir a ***falta de um ferrolho.*** O pilar Parkell também está disponível num padrão de plástico queimado para uma versão fundida. Este modelo encorajaria a preparação da raiz para receber uma ponteira na fundição do núcleo.[20]

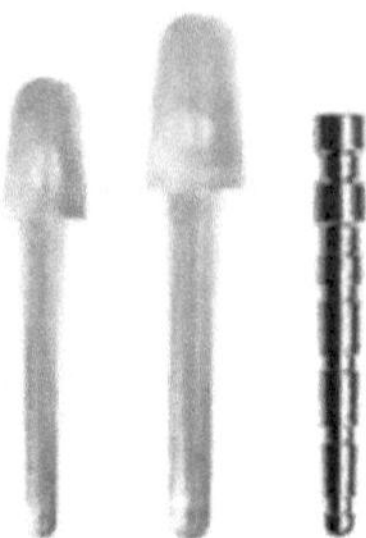

**FIGURA 29: Sistema de postes paralelos Parkell**

***Postes de lados paralelos com extremidades apicais cónicas :***

Estes pilares, concebidos para proporcionar a ***maior retenção dos pilares paralelos, mas que se adaptam melhor à porção apical cónica do canal,*** existem em 2 variações.

- Uma delas, ***a Degussa,*** é completamente lisa. As partes rectas e cónicas têm aproximadamente o mesmo comprimento.
- A segunda variação é o ***sistema BCH da Unitek*** com uma menor frequência de serrilhas ao longo dos lados paralelos e uma conicidade apical suave de cerca de 2 mm. O pilar BCH também tem uma porção coronal maior para proporcionar

retenção para os materiais de construção do núcleo.

Os postes paralelos com extremidades cónicas têm um ***potencial de retenção inferior.***

Produzem ***pouca ou nenhuma tensão de instalação.*** Estes pilares produzem um ***efeito de cunha*** definitivo ***na área do cone apical.*** [20]

***Lugares de retenção activos :***

Os pilares de retenção ativa dependem ***principalmente de roscas externas que envolvem a dentina para a retenção.*** A cimentação é necessária, mas secundária. Existem dois tipos destes pilares.

- Os que têm ***parafusos auto-roscantes que encaixam nas paredes da dentina de um canal de pilar preparado, cortando as suas próprias contra-roscas***, por exemplo: Dentatus Post, Radi Anchor Post e Flexi-Post.
- O tipo que ***"aparafusa" nas contra-roscas pré-preparadas na dentina*** é o poste de ancoragem Kurer. [20]

***Postes com parafusos auto-roscantes - Dentatus cónico :***

***Um dos primeiros postes cónicos auto-roscantes é o Dentatus.*** O parafuso cónico Dentatus é mais retentivo, obtém a sua retenção espalhando a dentina à medida que se enrosca. O parafuso cónico de enroscar produz, de longe, a maior tensão quando instalado na raiz. Não só é uma cunha, como também cria linhas de fratura à medida que "corta" e espalha o seu caminho na dentina. ***A tensão é mais alta e mais concentrada em comprimentos inferiores a 5mm quando o Dentatus actua como uma cunha cónica.*** [10,20] Mesmo quando é "recuado" meia volta, vê-se pouca redução na concentração de tensão.

***Os parafusos cónicos auto-roscantes possuem as piores caraterísticas de instalação e de produção de tensão oclusal de todos os desenhos existentes.*** [20]

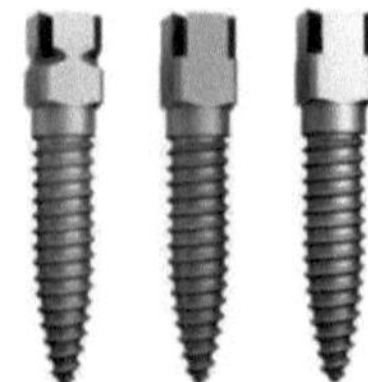

**FIGURA 30 : Dentadura cónica**

*Flexi-Post cónico :*

O Flexi-Post é um ***pilar pré-fabricado, de haste dividida, de lados paralelos e roscado, que absorve alegadamente as tensões da inserção,*** proporcionando simultaneamente uma retenção máxima.[20,36,45] À medida que a metade apical "colapsa", transforma-se num pilar cónico.

O Flexi-Post obtém a sua retenção significativa através das suas roscas que cortam a dentina 0,1 mm a 0,2 mm. O canal para receber o pilar é preparado por uma broca ligeiramente maior do que o diâmetro da haste do pilar. As lâminas (roscas) estendem-se para além do eixo em 0,2 mm e encaixam na dentina. ***Verificou-se que o Flexi-Post era duas vezes mais retentivo do que o Para-Post, mas não tão retentivo como o sistema Boston Post.*** "Os Flexi-Post forneceram a maior resistência à torção e à carga de tração.

Porque é um ***pilar de tipo ativo, ou seja, auto-roscante na***

***dentina. O Flexi-Post tem de exercer alguma tensão quando é instalado.*** É primeiro "aparafusado" no canal preparado com uma chave minúscula, e depois removido no sentido contrário ao dos ponteiros do relógio, para ser reinserido com cimento nas mesmas ranhuras roscadas da dentina. Como a metade apical do pilar está dividida, colapsa para dentro, reduzindo assim as tensões que seriam produzidas se fosse um pilar de parafuso sólido.[20]

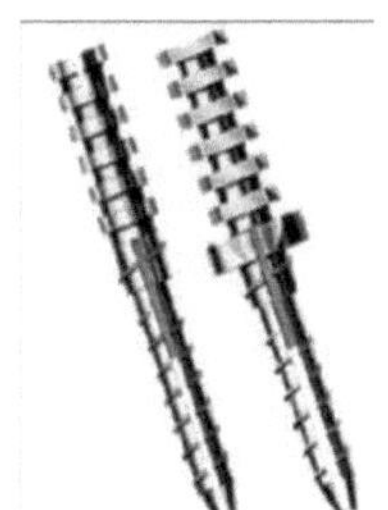

**FIGURA 31 : Flexipost**

***Postes paralelos auto-roscantes :***

Atualmente, são populares dois principais postes paralelos auto-roscantes, o ***V-lock e o sistema de ancoragem Radix.*** Ambos têm roscas afiadas de baixa frequência e ambos são ***ventilados para reduzir a tensão de cimentação hidráulica.*** Diferem no comprimento das roscas ao longo do eixo.

***Sistema de broca e coluna V-Lock paralelo*** *:*

As ***"micro-roscas" amplamente separadas do pilar V-lock estendem-se por 0,5 mm a partir do eixo e continuam em todo o seu comprimento.*** Os pilares V-lock são fornecidos com brocas precisas que preparam um canal de paredes paralelas apenas ligeiramente maior do que o eixo do pilar. Podem ser cimentados com qualquer cimento ou adesivo.

Burgess referiu que os postes V-lock eram os ***mais resistentes a cargas de compressão*** - um pouco mais do que os Flexi-post ou Para-Post. Nos testes de resistência a cargas de torção, os postes V-lock ficaram a meio caminho entre os Para-Post e os Flexi-Post. [20]

***Sistema de ancoragem Radix paralelo :***

Os pilares de ancoragem Radix obtêm a sua retenção primária através de contra-roscas auto-cortantes na dentina. O pilar de ancoragem Radix difere do pilar V-Lock pelo número das suas roscas, que são ***lâminas helicoidais afiadas de baixa frequência que se estendem apenas parcialmente para baixo do eixo***[10,20,45] **.** É ventilado verticalmente. O pilar Radix foi concebido para encaixar confortavelmente num canal preparado para ele na raiz. Pode ser cimentado com qualquer cimento, mas de preferência com resina composta.

Devido ao número limitado de roscas, a Âncora Radix ***tem menos retenção do que outros pinos de retenção ativa.*** Além disso, se o canal for ovoide ou muito alargado, as lâminas nunca entram em contacto com a dentina. Nesse caso, a retenção no cimento é muito menor do que a de um pilar liso.

Uma âncora Radix completamente assente induz uma tensão severa devido às irregularidades da superfície da face da raiz e ao alinhamento não perpendicular do pilar e da dentina coronal. Talvez os aspectos mais críticos do desenho de rosca de lados paralelos sejam a inserção inicial da rosca e a cimentação posterior. Após a preparação do canal, o pilar é cuidadosamente enfiado na dentina. É então recuado para ser devolvido, esperando-se que encaixe as mesmas contra-roscas na dentina, para a cimentação final.

O pino de ancoragem Radix gera ***maior tensão sob forças de compressão oblíquas do que o pino Kurer.*** A principal transferência de carga ocorre entre as roscas e a dentina.[20]

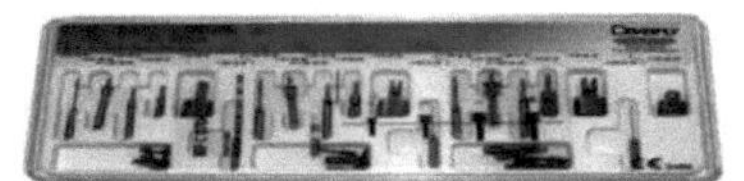

**FIGURA 32: Poste de ancoragem Radic**

**Postes roscados paralelos com canais pré-rosqueados :**

Os ***pinos de ancoragem Kurer são as únicas cavilhas*** no mercado que se encaixam em ***contra-pontas pré-preparadas na dentina.*** Outra caraterística única da Âncora Kurer é a ***Faceta de Raiz Kurer*** que prepara um assento plano na face da raiz no qual a porção coronal deve encaixar perfeitamente[20,48] .

"Os pilares roscados de faces paralelas, cimentados em canais roscados, são ***superiores em termos de retenção a todos os outros modelos de pilares.*** Devido à sua elevada capacidade de retenção, o pilar Kurer é preferido quando é necessário suportar cargas muito elevadas: pilares de fixação de próteses parciais e sobredentaduras, pontes de grande extensão, etc. Este pilar é também muito útil quando apenas é possível uma profundidade de inserção curta devido ao comprimento e à forma da raiz.

Os pilares Kurer produzem ***níveis de tensão apical graves*** se o ápice do pilar encaixar totalmente no bisel produzido pela broca helicoidal no ápice do canal. Isto pode ser evitado ***cortando o comprimento do pilar antes do bisel apical no canal.*** Quando cimentado, deve estar completamente assente com a extremidade da haste roscada mesmo antes da parte cónica do canal. O ***assento coronal na preparação do espaçador radicular deve estar apenas a tocar, e não tão apertado que produza tensões.*** Quando os pilares Kurer são cimentados nos seus canais roscados, o seu efeito de amortecimento é menos pronunciado. A principal transferência de carga ocorre entre as roscas e a dentina. As ***roscas de alta frequência*** do desenho Kurer ***reduzem as concentrações de tensão localizadas*** sob carga, devido ao aumento do contacto superficial. [20]

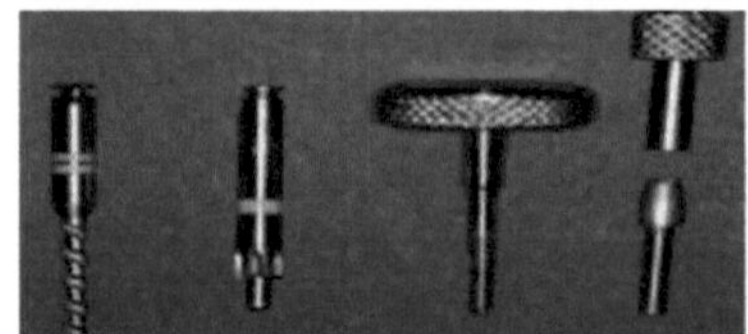

**FIGURA 33: SISTEMA DE POSTES KUERER**

**Comprimento da cavilha:-**

A retenção da cavilha é proporcional ao comprimento da cavilha. ***De acordo com***
***Krupp, o aumento do comprimento da cavilha de 5,0 para 8,0 mm aumenta a retenção em 47%.***[48] O comprimento do pino selecionado para uma determinada raiz depende de uma série de factores. De um modo geral, a cavilha deve ser suficientemente longa para satisfazer os requisitos clínicos sem comprometer a integridade da raiz.[38] Os parâmetros padrão para o comprimento da cavilha num dente com

suporte periodontal normal variam entre

- ***Dois terços do comprimento do canal.***
- ***Uma quantidade igual ao comprimento coronal do dente***
- ***Metade do comprimento da raiz suportado pelo osso***[8,30,48,54]

Para pinos de fibra (cimentação adesiva): -*O* pino deve estender-se até ***um máximo de um terço a metade do comprimento do canal.*** *O* comprimento do pino deve ser, **pelo menos, o comprimento coronal do núcleo**. Para diminuir a tensão dentinária, o pilar deve estender-se ***pelo menos 4 mm apicalmente à crista óssea.*** Os pilares dos molares ***não devem estender-se mais de 7 mm apicalmente ao orifício do canal***, de modo a evitar o risco de perfuração do canal radicular

O comprimento final da cavilha num dente periodontalmente saudável é limitado por duas variáveis principais, ***a morfologia da raiz e a necessidade de vedação apical suficiente no sistema de canais radiculares.***

A morfologia da raiz desempenha um papel importante na determinação do comprimento da cavilha. O comprimento total da raiz é o fator mais óbvio na conceção do comprimento da cavilha. Igualmente importantes são a conicidade da raiz, a curvatura da raiz e a forma da secção transversal da raiz. A ***raiz deve ter mais de 1 mm de estrutura dentária remanescente circunferencialmente à volta da extremidade apical da cavilha para evitar a perfuração e resistir à fratura.*** Isto dita uma cavilha mais curta numa raiz cónica, de modo a que a extensão apical da cavilha não colida com as paredes convergentes da raiz.

A curvatura da raiz reduz o comprimento da cavilha de forma semelhante. ***Quanto maior for a curvatura da raiz e quanto mais coronalmente localizada for a curva, mais curta será a cavilha.***[8]

A necessidade de manter uma obturação adequada é o segundo maior fator limitante do comprimento do pino. ***A retenção dos últimos 3 a 5 mm de material de obturação no ápice é suficiente para o selamento endodôntico.***[8,60] Um pino colocado mais próximo do ápice do que essa distância, mesmo quando rodeado por estrutura dentária adequada, corre o risco de falhar o selamento e, portanto, o esforço de restauração. A altura do osso alveolar também influencia o comprimento do pino. As forças oclusais geram o menor risco para a estrutura dentária remanescente e para o osso circundante quando um pino se estende apicalmente à crista alveolar. As cavilhas curtas e rígidas transferem forças para a raiz sem suporte que se estende acima do alvéolo e pode causar fratura da raiz.

Quando as cavilhas são indicadas, devem ser colocadas em raízes redondas, rectas e longas. A anatomia radicular dos dentes multirradiculares é mais adequada nas raízes palatinas dos molares superiores, nas raízes palatinas dos pré-molares superiores e nas raízes distais dos molares inferiores.[8]

**Comprimentos da coroa e da raiz (em mm.)**

| | Average Crown Length | Average Root Length | | | 2/3 Root Length | | | 4 mm from Apex | | |
|---|---|---|---|---|---|---|---|---|---|---|
| **Maxillary Teeth** | | | | | | | | | | |
| **Central incisor** | 10.8 | 12.5 | | | 8.3 | | | 8.5 | | |
| **Lateral incisor** | 9.7 | 13.1 | | | 8.7 | | | 9.1 | | |
| **Canine** | 10.2 | 15.8 | | | 10.5 | | | 11.8 | | |
| **First Premolar** | 8.6 | 12.7 | | | 8.5 | | | 8.7 | | |
| **Second Premolar** | 7.5 | 13.5 | | | 9.0 | | | 9.5 | | |
| | | MF | DF | L | MF | DF | L | MF | DF | L |
| **First Molar** | 7.4 | 12.5 | 12.0 | 13.2 | 8.3 | 8.0 | 8.8 | 8.5 | 8.0 | 9.2 |
| **Second Molar** | 7.4 | 12.8 | 12.0 | 13.4 | 8.5 | 8.0 | 8.9 | 8.8 | 8.0 | 9.4 |
| **Mandibular teeth** | | | | | | | | | | |
| **Central incisor** | 9.1 | 12.4 | | | 8.3 | | | 8.4 | | |
| **Lateral incisor** | 9.4 | 13.0 | | | 8.7 | | | 9.0 | | |
| **Canine** | 10.9 | 14.3 | | | 9.5 | | | 10.3 | | |
| **First Premolar** | 8.7 | 13.4 | | | 8.9 | | | 9.4 | | |
| **Second Premolar** | 7.8 | 13.6 | | | 9.1 | | | 9.6 | | |
| | | M | D | | M | D | | M | D | |
| **First molar** | 7.4 | 13.5 | 13.4 | | 9.0 | 8.9 | | 9.5 | 9.4 | |
| **Second molar** | 7.5 | 13.4 | 13.3 | | 8.9 | 9.8 | | 9.4 | 9.3 | |

## Forma de cavilha :-

***As cavilhas de lados paralelos são mais retentivas do que as cavilhas cónicas.***

As cavilhas metálicas paralelas distribuem as cargas funcionais à raiz de ***forma mais passiva*** do que as cavilhas cónicas. As cavilhas cónicas são capazes de gerar uma maior tensão na raiz à sua volta, uma vez que as forças oclusais são transmitidas para o exterior em ***forma de cunha,*** mostrando um potencial para fender a raiz. Clinicamente, ***as cavilhas cónicas que se adaptam à forma interna do canal radicular têm maior probabilidade de resultar em fratura radicular do que as cavilhas de faces paralelas.*** Num esforço para minimizar o potencial de fratura de uma cavilha cónica, deve existir um assento plano na extremidade oclusal da preparação para resistir às forças dirigidas apicalmente e para evitar o encravamento.[3,39,48,54]

**Diâmetro da cavilha:-**

A ***cavilha deve ter um diâmetro suficiente para resistir à distorção ou à flexão permanente sob forças funcionais.***[3,8,39] A dinâmica da cavilha até à raiz não é melhorada aumentando o diâmetro para além desse ponto. Um diâmetro maior não melhora a retenção da cavilha à raiz, mas aumenta significativamente o risco de fratura da raiz. A ***preservação da dentina nas áreas radiculares tem precedência sobre a cavilha de maior diâmetro.***[8,31]

**Diâmetro da raiz e tamanho da cavilha para os dentes maxilares (em mm)**

| | | CEJ | Midpoint* | 4mm from Apex** | Dowel size |
|---|---|---|---|---|---|
| Central Incisor | M- D | 6.3 | 5.2 | 3.8 | 1.7 |
| | F-L | 6.4 | 5.8 | 4.3 | |
| Lateral Incisor | M- D | 4.9 | 4.0 | 3.2 | 1.3 |
| | F-L | 5.7 | 5.4 | 4.2 | |
| Canine | M- D | 5.4 | 4.4 | 3.3 | 1.5 |
| | F-L | 7.7 | 7.2 | 4.8 | |
| First Premolar | M- D | 4.1 | Facial M-D 3.6 | 2.6 | 0.9 |
| | F-L | 8.1 | Facial F-L 3.3 | 2.4 | |
| | | | Lingual M-D 3.3` | 2.5 | 0.9 |
| | | | Lingual F-L 3.3 | 2.4 | |
| Second Premolar | M-D | 4.9 | 3.8 | 3.2 | 1.1 |
| | F-L | 7.9 | 7.0 | 5.0 | |
| First Molar | | | Mesio-Facial M-D | | |
| | M-D | 7.7 | 3.4 | 2.9 | 1.1 |
| | F-L | 10.5 | F-L 6.8 | 4.8 | |
| | | | Disto-Facial M-D 3.1 | 2.6 | 1.1 |
| | | | F-L 5.0 | 3.8 | |
| | | | Lingual | | |
| | | | M-D 5.7 | 4.4 | 1.3 |
| | | | F-L 4.3 | 3.3 | |
| Second Molar | | | Mesio-facial | | |
| | M-D | 7.3 | M-D 3.4 | 2.7 | 1.1 |
| | F-L | 10.4 | F-L-6.6 | 4.5 | |
| | | | Disto-facial M-D 3.1 | 2.4 | 0.9 |
| | | | F-L 4.3 | 3.2 | |
| | | | Lingual | | |
| | | | M-D 4.9 | 3.6 | 1.3 |
| | | | F-L 4.5 | 3.1 | |

**Diâmetro da raiz e tamanho da cavilha para dentes mandibulares (em mm)**

| | | CEJ | Midpoint* | 4mm from Apex** | Dowel size |
|---|---|---|---|---|---|
| Central | M- D | 3.3 | 2.7 | 2.1 | 0.7 |
| Incisor | F-L | 5.5 | 5.6 | 4.3 | |
| Lateral | M- D | 3.6 | 2.7 | 2.0 | 0.7 |
| Incisor | F-L | 5.9 | 5.7 | 4.3 | |
| Canine | M- D | 5.2 | 4.0 | 3.2 | 1.5 |
| | F-L | 7 .8 | 7.3 | 5.0 | |
| First | M- D | 5.1 | 4.0 | 3.2 | 1.3 |
| Premolar | F-L | 6 .6 | 6.0 | 4.3 | |
| Second | M-D | 5.3 | 4.3 | 3.5 | 1.3 |
| Premolar | F-L | 7.0 | 6.0 | 4.4 | |
| First Molar | | | Mesio- | | |
| | M-D | 8.9 | Facial M-D | 2.8 | 1.1 |
| | F-L | 8.3 | 3.7 | 2.8 | |
| | | | F-L 3.4 | | |
| | | | Mesio- | | |
| | | | Lingual | | |
| | | | M-D 3.4 | 2.5 | 0.9 |
| | | | F-L 3.5 | 2.7 | |
| | | | Distal | | |
| | | | M-D 3.5 | 2.7 | 1.1 |
| | | | F-L 7.6 | 5.4 | |
| Second | M-D | 9.3 | Mesio- | | |
| Molar | F-L | 8 .3 | Facial | | |
| | | | M-D 3.6 | 2.6 | 0.9 |
| | | | F-L-3.2 | 2.4 | |
| | | | Mesio- | | |
| | | | Lingual | | |
| | | | M-D 3.6 | 2.5 | 0.9 |
| | | | F-L 3.2 | 2.3 | |
| | | | Distal | | |
| | | | M-D 4.1 | 3.0 | 1.1 |
| | | | F-L 6.8 | 4.7 | |

**Configuração da superfície :-**

A superfície de uma cavilha pode ser ***serrilhada, lisa ou roscada.*** As superfícies serrilhadas proporcionam ***cortes mecânicos inferiores para o cimento*** e ***aumentam*** significativamente ***a retenção*** de cavilhas paralelas em relação às superfícies lisas.[3,8] A serrilha pode ser horizontal com um único canal de ventilação vertical, ou canelada de modo a que a serrilha forme uma ***série de aberturas que reduzem as forças hidráulicas geradas durante a cimentação.***

As caraterísticas mecânicas que contribuem para a maior retenção são o aumento do comprimento, os lados paralelos e a configuração da superfície serrilhada da cavilha.

As caraterísticas mecânicas que mais contribuem para a capacidade da ***cavilha para resistir a forças são o aumento do comprimento, os lados paralelos e o diâmetro moderado da cavilha.***

No entanto, o aspeto mais importante da prevenção de fracturas não é o desenho do pino, mas sim a coroa final.

**Materiais para cavilhas:**

Historicamente, um dos principais critérios para as cavilhas era a rigidez para resistir à flexão em função. Atualmente, existem também cavilhas com propriedades físicas que se assemelham às da dentina, para além de abordarem todas as outras questões clínicas de retenção, estéticas e radiográficas. As forças oclusais são transferidas através do núcleo para a cavilha e, por fim, distribuídas ao longo do comprimento da raiz. Quanto ***mais semelhantes as cavilhas, os cimentos e os materiais de restauração se comportarem em comparação com a dentina, menos força é concentrada ao longo dos componentes e das raízes durante a função.*** Em geral, os pinos metálicos e de zircónia são mais rígidos do que a dentina. A matriz de compósito reforçada com fibra de vidro; a fibra tecida, a resina composta reforçada com fita; e as cavilhas de fibra de carbono ou núcleo de carbono aproximam-se da rigidez da dentina. Entre as cavilhas metálicas, o aço inoxidável é mais rígido do que a liga de titânio, que é mais rígida do que o titânio puro. Os pinos metálicos apresentam um maior risco de fratura radicular. ***As cavilhas de fibra de carbono, núcleo de carbono e reforçadas com fibra de vidro de matriz compósita têm um módulo de elasticidade inferior ao das cavilhas metálicas e considera-se que têm uma elasticidade semelhante à da dentina.*** Isto confere-lhes uma maior capacidade de dissipação de forças, o que reduz o risco de fratura radicular. No entanto, ***o sucesso da restauração de dentes tratados endodonticamente inclui mais do que a resistência à fratura radicular***. A função e a estética devem ser restauradas, e este núcleo de dentina restaurado e o complexo cimento-coroa devem permanecer intactos e resistir à microinfiltração e às cáries recorrentes ao longo do tempo.[8]

Os requisitos físicos importantes para as cavilhas incluem ***uma rigidez adequada, uma tensão de cedência elevada e propriedades de fadiga favoráveis.*** A rigidez é uma combinação do módulo de elasticidade do metal componente e da geometria da secção transversal da cavilha. Uma rigidez insuficiente resulta numa concentração de tensões, uma vez que a cavilha se deforma repetidamente e volta a funcionar. Esta concentração de tensões pode, em última análise, causar fratura e falha do dente ou da restauração. ***A rigidez da cavilha também desempenha um papel na manutenção da integridade marginal da restauração coronal.*** O limite de elasticidade é uma medida de resistência à deformação permanente. ***Os materiais com baixo limite de elasticidade deformam-se sob cargas menores*** e transferem tensões para outras partes da restauração. Da mesma forma, as cavilhas que possuem ***propriedades de fadiga desfavoráveis estão sujeitas a uma falha prematura*** quando expostas às respectivas tensões da função oral.

A seleção da cavilha também dependerá das propriedades físicas pretendidas, tais como ***radiopacidade, capacidade de recuperação e biocompatibilidade.*** As cavilhas de aço inoxidável, metal fundido e zircónia são altamente radiopacas. A radiopacidade das cavilhas de titânio é semelhante à da guta-percha; é difícil distingui-las em radiografias com um canal preenchido com guta-percha densamente condensada e a imagem é ainda mais mascarada pelo fosfato de zinco, policarboxilato e outros elementos opacos.[8,14] ***As cavilhas de fibra de carbono, núcleo de carbono e matriz de compósito reforçado com fibra de vidro são apenas ligeiramente visíveis*** no interior da raiz como um contorno de cimento "vazio" de cimento radiopaco

***A recuperação de cavilhas metálicas e de zircónia*** depende do meio de cimentação. Os cimentos tradicionais podem permitir a remoção da cavilha com ***vibração ultra-sónica***. Os cimentos de resina adesiva tornam as cavilhas visualmente impossíveis de remover. As cavilhas de compósito reforçado com fibra de carbono e fibra de vidro são facilmente removidas por corte com ***brocas especiais.***

Os postes pré-fabricados de faces paralelas são fabricados em ***Pt-Au-Pd, Ni-Cr e Co-Cr.*** Os postes serrilhados são fabricados em aço inoxidável ou liga de ouro. Os postes cónicos estão disponíveis em ligas de Pt-Au-Pd e Ni-Cr.[46] As cavilhas de aço inoxidável contêm níquel e podem apresentar um potencial alérgico em alguns doentes. As cavilhas de fibra de carbono, titânio e metal fundido são todas biocompatíveis. Os testes de citotoxicidade das cavilhas de fibra de carbono não revelaram efeitos citotóxicos. ***Os materiais das cavilhas devem ser inertes aos efeitos corrosivos dos fluidos orais, uma vez que nenhuma combinação de cimento e cavilha demonstrou formar uma vedação à prova de líquidos contra a microinfiltração.*** A corrosão não é um problema com cavilhas não metálicas ou com cavilhas e núcleos fundidos personalizados se a cavilha e o núcleo fundidos forem fabricados completamente a partir de ligas de ouro não reactivas. A ***corrosão mais significativa ocorre em cavilhas inoxidáveis*** quando um núcleo personalizado é fundido numa cavilha metálica pré-formada.

Os procedimentos de restauração actuais permitem o fabrico de restaurações coronais altamente estéticas, em cerâmica, que não contêm qualquer subestrutura metálica. Estas restaurações podem ter uma profundidade notável de cor e vitalidade realistas, sem opacidade não natural, sombras, colorações cinzentas ou brilho artificial de metal subjacente ou agentes de fabrico de metal. A restauração estética de dentes não vitais é possível atualmente, com o desenvolvimento de materiais de pinos e núcleos brancos ou da cor do dente.

***Os sistemas de pinos de resina composta com núcleo de carbono, zincónia ou reforçados com fibra de vidro são todos clinicamente estéticos.*** A seleção de pinos para o caso estético dependerá da avaliação das propriedades físicas desejadas dos pinos estéticos em relação à quantidade de estrutura dentária remanescente e de uma estimativa da potencial necessidade de um futuro retratamento endodôntico.[8]

***As cavilhas de zircónia são consideradas um equivalente estético às cavilhas metálicas realizadas.*** As cavilhas de fibra de carbono e de metal não são estéticas e não devem ser utilizadas para restaurações esteticamente críticas. Estas cavilhas são de cor preta ou metálica, o que pode refletir a gengiva, a estrutura do dente ou as restaurações de cerâmica. São apropriadas para dentes a serem restaurados com coroas de ouro ou de porcelana fundida em metal.

As cavilhas devem ser fabricadas com materiais que inibam as propriedades físicas para um sucesso a longo prazo e com materiais que não corroam. A cavilha deve ser uma extensão do sistema de canais radiculares com uma forma conservadora e não uma intrusão na dentina radicular. ***O objetivo do desenho da cavilha é a retenção clinicamente suficiente da cavilha e a máxima resistência à fratura da raiz, e não o contrário.***[8]

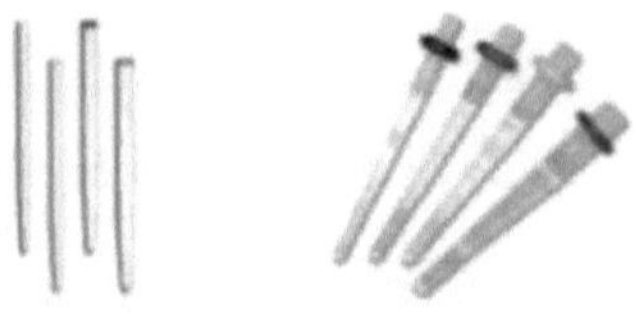

**FIGURA 34: Poste não metálico**

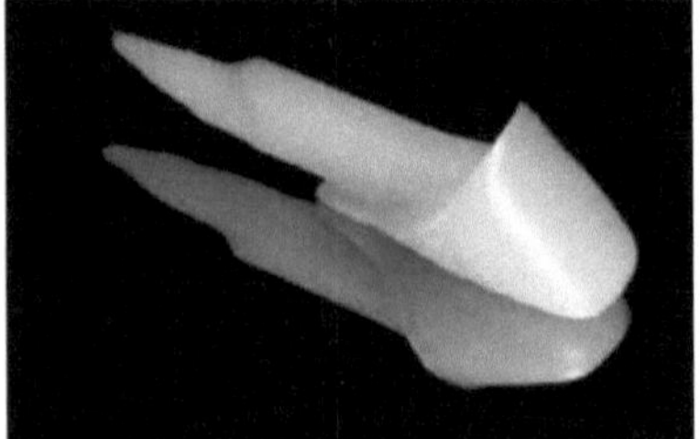

**FIGURA 35 : Poste de zircónio**

## NÚCLEO

***O núcleo consiste num material de restauração colocado na área coronal de um dente. Este material substitui a estrutura coronal cariada, fracturada ou ausente e retém a coroa final.*** [8]

O núcleo é ancorado ao dente estendendo-se até à parte coronal do canal ou através da cavilha endodôntica. ***A fixação entre o dente, a cavilha e o núcleo é mecânica, química ou ambas, uma vez que o núcleo e a cavilha são normalmente fabricados com materiais diferentes.***

A estrutura dentária remanescente também pode ser alterada para aumentar a retenção do núcleo. Embora possam ser colocados pinos, sulcos e canais na dentina, todas estas modificações aumentam a retenção do núcleo e a resistência à rotação à custa da estrutura dentária. Na maioria dos casos, a ***natureza irregular da estrutura dentária residual, coronal e a morfologia normal da câmara pulpar***

***e dos orifícios do canal*** eliminam a necessidade destas alterações dentárias. A utilização de materiais de restauração que se ligam à estrutura dentária aumenta a retenção e a resistência sem necessitar da remoção de dentina valiosa. Por conseguinte, se for considerada necessária uma forma adicional de retenção ou anti-rotação para o núcleo, ***a remoção de dentina deve ser reduzida ao mínimo.*** [8]

***As propriedades físicas*** desejáveis ***de um núcleo*** incluem

- Elevada resistência à compressão
- Estabilidade dimensional
- Facilidade de manipulação
- Tempo de presa curto ou cimento
- Capacidade de aderir tanto ao dente como à cavilha

Os materiais utilizados para ***núcleos contemporâneos*** incluem

- Metal fundido ou cerâmica
- Amálgama
- Resina composta
- Ionómero de vidro - materiais de resina[8]

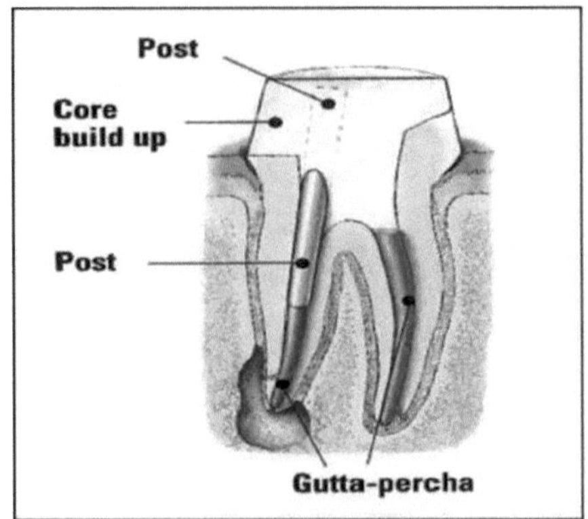


FIGURA 36: NÚCLEO

**Núcleo fundido***:*

Uma cavilha e núcleo metálicos fundidos é uma forma tradicional de restaurar dentes tratados endodonticamente. O núcleo é uma extensão integral da cavilha, e o núcleo fundido não depende de meios mecânicos para a sua retenção na cavilha. Esta construção evita o deslocamento do núcleo e da coroa da cavilha e da raiz quando resta uma estrutura dentária mínima. A seleção da liga dentária utilizada na fundição permite controlar as propriedades do núcleo.

- ***O metal nobre*** proporciona uma restauração final não corrosiva.[8]

- O aumento da rigidez e a associada diminuição da deformação da dentina podem ser obtidos através da ***fundição de ligas de ceramo-metal ou ouro tipo IV.***
- Quando ***falta muita estrutura dentária,*** o núcleo pode ser necessário para fornecer uma ***função anti-rotação à restauração.*** A combinação de cavilha fundida e núcleo

pode utilizar ***preparações excêntricas na dentina na interface cavilha-núcleo ou pinos de retenção auxiliares ou colar cervical na base do núcleo.*** Estas caraterísticas anti-rotação também aumentam a retenção do núcleo e da coroa.

***Desvantagens :***

- Foi demonstrado que as cavilhas e núcleos fundidos têm uma taxa de fratura radicular mais elevada do que as cavilhas pré-formadas.
- O custo financeiro da prestação destes serviços é elevado.
- São necessárias duas marcações para completar a cavilha e o núcleo fundidos.
- As despesas de laboratório, em tempo e materiais, podem ser significativas.
- A fase laboratorial pode também ser sensível à técnica no processo de fabrico do núcleo. A fundição de um núcleo grande em contacto com um padrão de pino de pequeno diâmetro pode resultar em porosidade no ouro na interface pino - núcleo. A fratura do metal nesta interface em função resulta na falha da restauração.[8]

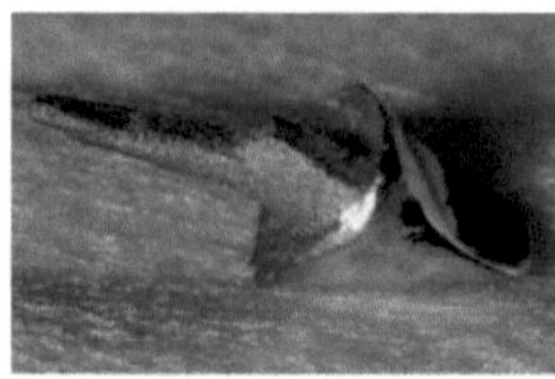

**FIGURA 37: Posto e núcleo personalizados**

**Núcleo de amálgama*:***

A elevada resistência à compressão, a elevada resistência à tração e o elevado módulo de elasticidade são caraterísticas da amálgama dentária que são ideais para um material de núcleo. A amálgama é muito estável às tensões térmicas e funcionais. Como material intermediário, esta estabilidade transmite uma tensão mínima ao cimento da estrutura dentária residual e às margens da coroa. Os procedimentos de amálgama colada podem melhorar a vedação na junção dente/liga. A amálgama é facilmente manipulada e pode ter um tempo de presa rápido. A colocação de uma liga de cobre de presa rápida e elevada permite a preparação da coroa final na consulta operatória inicial. É altamente retentiva quando utilizada em dentes posteriores em conjunto com um pino de aço inoxidável pré-formado. ***Os núcleos de amálgama retidos por cavilha em molares requerem mais força para se deslocarem do que os núcleos e cavilhas fundidos.*** Os núcleos de amálgama demonstram uma retenção mecânica superior aos cortes inferiores do dente e da cavilha. A retenção adicional e a anti-rotação podem ser obtidas com pinos auxiliares ou preparação da dentina.

***Desvantagens :***

- Potencial de corrosão e subsequente descoloração da gengiva ou da dentina remanescente.
- As cavilhas de amálgama devem ser evitadas em dentes com elevado valor estético.[8]

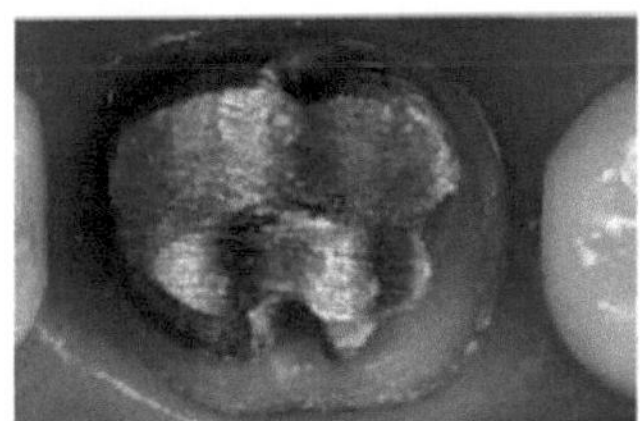

**FIGURA 38 : Núcleo de amálgama**

**Núcleo de resina composta:**

A resina composta apresenta uma ***facilidade de manipulação*** favorável, ***uma presa muito rápida e uma forte resistência à compressão.***[7,8] A preparação para a restauração final é facilmente efectuada durante a sessão de colocação do núcleo. Mecanismos adicionais de retenção e anti-rotação também são facilmente obtidos com pinos auxiliares, preparações de dentina ou materiais de ligação à dentina.[8]

***Desvantagens :***

Certas propriedades físicas das resinas compostas restringem a utilização de rotina como material de núcleo a casos com uma estrutura dentária remanescente significativa.

- O encolhimento da polimerização e a contração da estrutura dentária podem resultar em aberturas marginais do núcleo do dente e microfissuras.[8] Estas aberturas são potenciais vias de invasão extensiva de fluidos orais após uma quebra no selamento do cimento ou na integridade de uma restauração final. O ***fenómeno de microinfiltração é maior com resinas compostas*** do que com amálgama ou materiais de ionómero de vidro.[8,48]

- A resina composta é ***dimensionalmente instável,*** e a expansão em condições de humidade pode causar aberturas marginais ou dificuldade em assentar as restaurações finais.[8,38]
- O ***coeficiente de expansão térmica é duas a dez vezes superior ao da estrutura dentária***, o que pode afetar a integridade da cimentação e aumentar a microinfiltração sob a restauração coronária.
- Um ***módulo de elasticidade baixo*** permite a deformação das resinas compostas sob função, o que pode danificar as margens da restauração, levando à degradação dos cimentos selantes, ou permitir transferências de carga inaceitáveis para os materiais de fixação.
- As resinas compostas não devem ser utilizadas como materiais de núcleo em dentes com danos estruturais extensos. ***Mais de 2 mm de estrutura dentária sã devem permanecer nas margens e duas paredes de dentina devem estar presentes para a função opcional de núcleo de resina composta.***

Os agentes de ligação à dentina e os compósitos ligados melhoram as caraterísticas físicas e reduzem a microinfiltração da junção entre o núcleo de resina composta e o dente. No entanto, nenhum agente de ligação demonstrou eliminar totalmente a microinfiltração.[8]

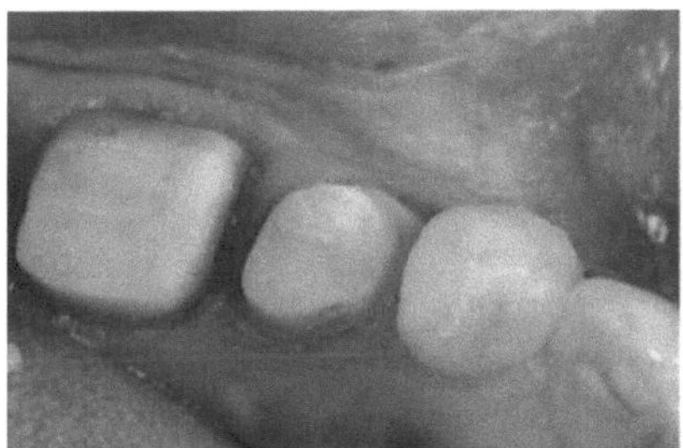

**FIGURA 39 : Núcleo composto**

**Núcleo de ionómero de vidro*:***

O ionómero de vidro e o ionómero de vidro prateado são materiais adesivos úteis para pequenas incrustações ou para preencher cavidades em dentes preparados. A ***união química melhora a retenção da restauração e reduz a fuga marginal em relação aos núcleos de amálgama ou de resina composta não limitados.***

A principal vantagem dos materiais de ionómero de vidro é uma ***qualidade anticariongénica derivada da presença de fluoretos*** na composição química.[8] As microfugas ou outros contactos com fluidos orais iniciam a libertação de iões de flúor, o que reduz o potencial de cáries recorrentes.

***Desvantagens:***

- Os materiais do núcleo de ionómero de vidro são ***sensíveis à técnica*** e o desvio das recomendações do fabricante pode levar à falha do núcleo e da coroa final. A medição exacta e os procedimentos de mistura são importantes para obter a máxima resistência e adesão da restauração.

- ***As falhas adesivas*** podem resultar da contaminação da superfície do dente com resíduos de corte, sangue saliva ou proteínas. É vital ***um controlo*** meticuloso ***da humidade***.[8]

- A humidade excessiva resulta na solubilidade dos componentes do ionómero de vidro durante a fase inicial de presa e ***reduz o selamento marginal*** da restauração.
- Por outro lado, ***a secagem excessiva e a dessecação da superfície dentária diminuem a resistência da ligação***, reduzindo a molhabilidade dentinária e interferindo com o contacto íntimo entre o núcleo e a estrutura dentária.
- A humidade deve ser excluída durante todo o período de presa e os procedimentos subsequentes de preparação da coroa devem ser cuidadosamente executados para evitar a produção de calor e a fissuração do material de restauração.
- A ***resistência à tração e a resistência à flexão do material do núcleo de ionómero de vidro são inferiores*** às da amálgama ou da resina composta. A baixa resistência e a resistência à fratura resultam em fragilidade, o que contra-indica a utilização de núcleos de ionómero de vidro em dentes anteriores finos ou para substituir cúspides não suportadas.
- Os núcleos de ionómero de vidro também apresentam **uma baixa retenção em cavilhas metálicas pré-formadas.** O ionómero de vidro não é suficientemente forte para um núcleo para um dente pilar.[8]

***Indicações:***

Estes materiais de núcleo podem ser utilizados em dentes posteriores nos quais

1. É possível uma grande quantidade de material de base
2. Permanece uma dentina sã significativa.
3. Está disponível uma retenção adicional com pinos ou preparações de dentina
4. O controlo da humidade é assegurado e
5. O controlo das cáries está indicado.[8]

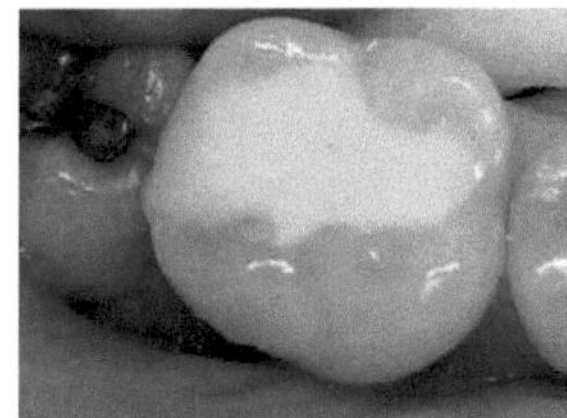

**FIGURA 40 : Núcleo de ionómero de vidro**

**Coronal - Núcleo Radicular:**

Uma alternativa à tradicional cavilha e núcleo para dentes posteriores é a restauração radicular coronal direta ***(TÉCNICA DE NÁYYAR CORE).*** Esta restauração consiste num núcleo que ***substitui as estruturas coronais do dente e se estende 2-4 mm para dentro da posição coronal dos canais.***[8] O núcleo é retido por uma combinação da ***divergência dos canais num dente multirradicular, os rebaixos naturais na câmara pulpar, a adesão com dentina - agentes de ligação, em vez de uma cavilha.***

O núcleo coronal-radicular utiliza materiais de restauração convencionais, incluindo ***amálgama, resina composta ou prata de ionómero de vidro.*** O núcleo corono-radicular é indicado para dentes posteriores que têm câmaras pulpares grandes e múltiplos canais de retenção. As caraterísticas físicas da liga metálica e da resina composta permitem que esta restauração funcione bem quando até

50% da estrutura dentária coronal foi perdida. Se for utilizado ionómero de vidro, é necessária uma maior quantidade de estrutura dentária devido à sua baixa resistência à tração. Devido ao facto de não existir um pino para distribuir as forças funcionais para a estrutura dentária apical, esta restauração deve ser utilizada com precaução em dentes que são pilares para grandes restaurações que geram cargas funcionais elevadas.[8]

*Vantagens:*

- A facilidade de manipulação e a rapidez de fixação destes materiais de base constituem uma vantagem
- O aparelho pode ser colocado e preparado para uma restauração coronal final numa única visita.
- É utilizado um único material homogéneo para toda a restauração, ao contrário das fases duplas de um pino e núcleo pré-formados convencionais.

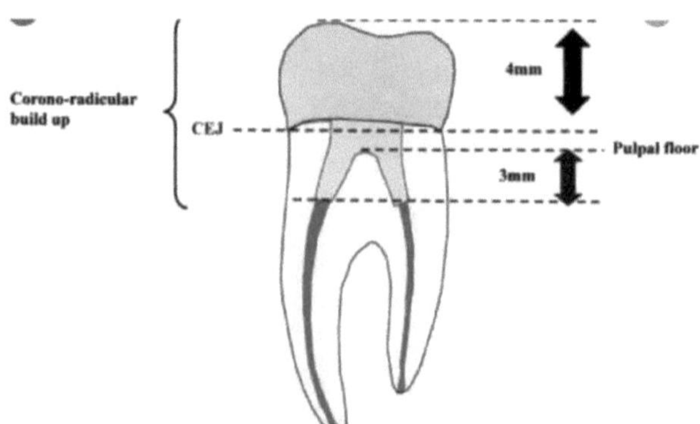


**FIGURA 41: TÉCNICA CORONO RADICULAR**

**Sistemas de pilares e núcleos disponíveis**

| | Advantages | Disadvantages | Recommended Use | Precautions |
|---|---|---|---|---|
| Amalgam | Conservative of tooth structure straightforward technique | Low tensile strength Corrosion with base metal | Molars with adequate coronal tooth structure | Not recommended in teeth under lateral load |
| Glass Ionomer | Conservative of tooth structure Straightforward technique | Difficult condensation Low strength | Teeth with minimum tooth structure missing | Not recommended in teeth under lateral load |
| Composite resin | Conservative of tooth structure straight forward technique | Low strength Continued polymerization Microleakage | Teeth with minimum tooth structure missing | Not recommended in teeth under lateral load |
| Custom cast post-and core | High strength Better fit than prefabricated | Less stiff than wrought | Elliptical or flared canals | Care to remove nodules before try- |

| | | Time consuming, complex procedure | | in |
|---|---|---|---|---|
| Wire post and cast core | High strength<br>High stiffness | Corrosion of base metal<br>Pt-Au-Pd-wire expensive | Small circular canals | Care to avoid perforation during preparation |
| Tapered prefabricated post | Conservative of tooth structure<br>High strength and stiffness | Less retentive than parallel sided or threaded systems | Small circular canals | Not recommended for excessively flared canals |
| Parallel-sided prefabricated post | High strength Good retention<br>Comprehensive system | Precious-metal post expensive<br>Corrosion of stainless- steel Less conservative of tooth structure | Small circular canals | Care during preparation |
| Threaded post | High retention | Stresses generated in canal may lead to fracture<br>Not conservative of coronal and radicular tooth structure | Only when maximum retention is essential | Care to avoid fracture during seating |
| Carbon fiber post | Dentin bonding Easy removal | Low strength<br>Microleakage Black color | Minimal missing tooth structure<br>Uncertain endodontic prognosis | Not recommended for teeth under lateral load |
| Zirconia ceramic posts | Esthetics<br>High stiffness | Uncertain clinical performance | High esthetic demand | |
| Woven fiber posts | Esthetics Dentin bonding | Low strength<br>Uncertain clinical performance | High esthetic demand | Not recommended for teeth under lateral load |

## INSTRUMENTAÇÃO

Pode ser utilizada uma grande variedade de instrumentos para alargar o canal radicular para uma cavilha:

***Alargadores de ponta segura, lima manual, brocas standard com hastes longas.***

A preparação é iniciada com a colocação de ***um obturador endodôntico quente aproximadamente a metade do comprimento do canal***. Segue-se a preparação efectiva da cavilha. ***Os alargadores Peeso ou as brocas Gates Glidden*** são amplamente utilizados para preparar o espaço do pino[48] .

A ***broca Gates Glidden partilha várias caraterísticas comuns com o escareador Peeso***:

- uma ponta não cortante e uma configuração semelhante na extremidade cortante.
- Por outro lado, a broca Gates Glidden tem canais de corte muito mais curtos (1,5-4,0 mm) do que os do alargador Peeso (7,5-8,5 mm).
- Todos os tamanhos de ambos os instrumentos medem 18 mm desde a extremidade de corte (base da ponta de segurança) até à extremidade do eixo cónico, que fica nivelado com a cabeça da peça de mão.

Uma vez que os alargadores Peeso têm uma ponta afiada, mas não cortante, seguirão o ***caminho de menor resistência***, que é o canal desobstruído ou a guta percha no canal. Os alargadores Peeso também ***se adaptam de forma mais consistente ao canal original na região apical*** do que outros tipos de instrumentos.[48]

- Comece com o ***maior tamanho que caiba facilmente no canal***. Preparar o canal para o comprimento total pré-determinado.
- Em seguida, ***passar para o instrumento maior seguinte na série graduada*** e repetir o processo.
- Faça isto até atingir o ***diâmetro desejado***.

- ***As brocas Gates Glidden*** são facilmente utilizadas porque a parte cortante é ***mais pequena e mais manobrável***. São frequentemente mais fáceis de utilizar no arranque de canais muito pequenos. As brocas Gates Glidden, que se distinguem pelos seus ***canais de corte mais curtos e eixos mais flexíveis,*** utilizam o mesmo sistema de numeração. No entanto, os tamanhos variam de 0,6 a 1,5 mm, de modo que um alargador Peeso n.º. 4 Peeso (1,3 mm) e uma broca Gates Glidden n.º 4 (1,1 mm) não têm o mesmo diâmetro.
- No entanto, a preparação deve ser ***completada com a série de alargadores Peeso***. Os alargadores Peeso, numerados de 1 a 6, têm um diâmetro de 0,7 a 1,7 mm em incrementos graduais de 0,2 mm.
- O segmento de corte mais comprido prepara uma parede do canal mais reta com menos probabilidade de um corte inferior. O instrumento é ***ligeiramente inclinado à medida que é retirado da boca do canal***. Isto resultará numa ***preparação*** essencial ***de lados paralelos com um***

*orifício cónico.*[48]

## Tamanhos de alargadores Peeso :

| Reamer Number | Diameter | Teeth |
|---|---|---|
| 1 | 0.7mm | Mandibular incisor |
| 2 | 0.9mm | Maxillary first premolar<br>Maxillary second molar (DF)<br>Mandibular first molar (ML)<br>Mandibular second molar (MF, ML) |
| 3 | 1.1mm | Maxillary second premolar<br>Maxillary first molar (MF, DF)<br>Maxillary second molar (MF)<br>Mandibular first molar (MF, D)<br>Mandibular second molar (D) |
| 4. | 1.3 mm | Maxillary lateral incisor<br>Mandibular premolar<br>Maxillary molar (L) |
| 5 | 1.5mm | Canine |
| 6 | 1.7 mm | Maxillary central incisor. |

Também podem ser utilizadas brocas normalizadas para efetuar a preparação da cavilha.

Tanto as brocas redondas como as brocas de fenda cónica têm sido recomendadas para este fim. A ***broca redonda N.º 4, a broca de fenda***

***cónica N.º 700 e a broca de fenda cónica N 701*** são algumas das brocas padrão utilizadas para alargar o espaço da cavilha.

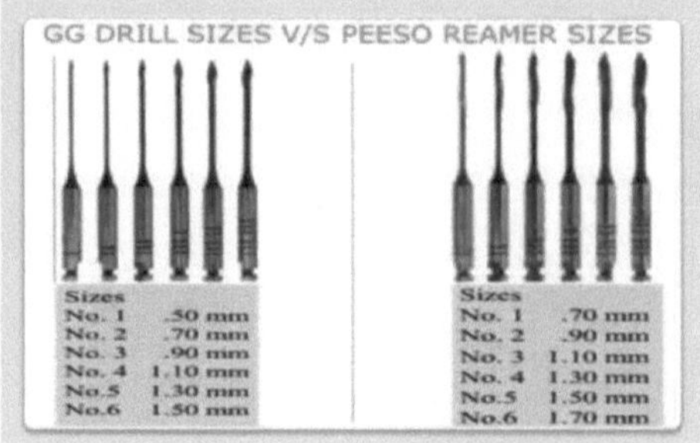


**FIGURA 42 : Brocas GG vs alargador Peeso**

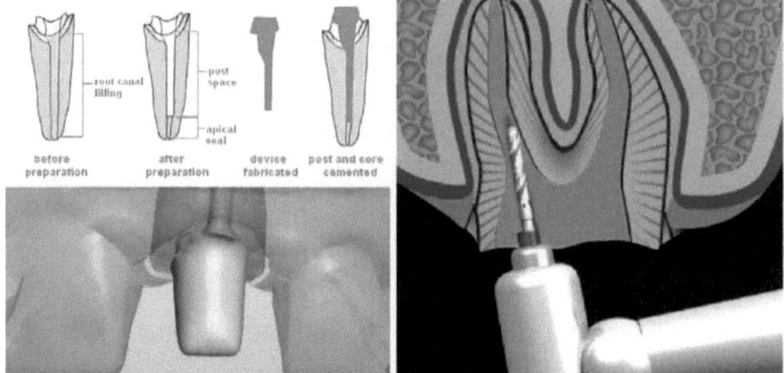


**FIGURA 43: ETAPAS DA PREPARAÇÃO PÓS-ESPAÇO INSTRUMENTOS E TAMANHOS QUE PODEM SER UTILIZADOS COM SEGURANÇA PARA PREPARAÇÕES PÓS-ESPAÇO**

| Tooth | Instruments | Safe Sizes (No) | Avoid (No) |
|---|---|---|---|
| Maxillary central incisors | Peeso | 1 - 4 | 5 and 6 |
| | Gates-Glidden | 1 - 5 | 6 |
| | Para-Post | 3 – 5 | 6 and 7 |
| | Round Burs | 2 and some 4s | 6 |
| Maxillary lateral incisors | Peeso | 1 – 3 | 4 – 6 |
| Mandibular incisors | Peeso | 1 | 2 – 6 |
| | Gates-Glidden | 1 and 2 | 3 – 6 |
| | Para-Post | None | All |
| | Round Burs | None | All |
| Maxillary canines | Peeso | 1 – 4 | 5 and 6 |
| Mandibular canines | Para – Post | 3 and 4 | 5 – 7 |
| | Round Burs | 2 | 4 and 6 |
| Maxillary premolars | Gates-Glidden | 1 – 4 | 5 and 6 |
| Mandibular premolars | Para – Post | 3 and 4 | 5 – 7 |
| Distobuccal root of maxillary first molars | Peeso | 1 – 2 | 3 – 6 |
| Palatal root of maxillary first molars | Gates – Glidden | 1 – 4 | 5 and 6 |
| Mesiobuccal canal of mandibular first molars | Round Burs | 2 | 4 and 6 |
| Mesiolingual canal of mandibular first molars | Gates – Glidden | 1 – 3 | 4 – 6 |
| | Para – Post | None | All |
| | Round Burs | None | All |

## SELECÇÃO DE CAVILHAS E NÚCLEOS

Muitos factores afectam a seleção de um determinado sistema de cavilhas e núcleos para a restauração de dentes. Duas variáveis que têm uma grande influência são

- ***A quantidade de estrutura dentária remanescente***
- ***As tensões funcionais previstas para o dente.***

Quando uma restauração coronal é indicada, a quantidade de estrutura dentária remanescente após o preparo final tem a maior importância na determinação do desenho do pino e núcleo intermediários. A estrutura dentária que parece adequada antes da preparação da coroa pode ser grosseiramente insatisfatória após a redução oclusal e axial. Por isso, a ***preparação inicial da coroa é primeiro completada e o volume e a posição da estrutura dentária preparada são avaliados para a seleção da cavilha e do núcleo.***

## TÉCNICAS DE FABRICO DE CAVILHAS E NÚCLEOS

Estão disponíveis várias técnicas para o fabrico e colocação da restauração com cavilha e núcleo. A maioria partilha os passos iniciais, incluindo a remoção da guta-percha e a preparação inicial do espaço do pino. O procedimento para cada subgrupo, como as cavilhas passivas pré-formadas e as cavilhas fundidas, diverge depois.

### Remoção de Gutta-Percha

O primeiro passo para todos os tipos de restaurações de pinos e núcleos é a ***remoção da guta-percha do espaço do pino***. A quantidade de guta-percha a ser removida é ditada pelo ***comprimento desejado do***

***pino, a altura do osso e a morfologia da raiz***. A remoção do material de enchimento para formar o espaço do pino deve ser efectuada de ***forma passiva, de modo a não perturbar o selamento apical.***

Para remover a guta-percha, pode ser utilizado com segurança um ***instrumento de aquecimento eletrónico ou*** um ***escavador de canais radiculares quente***.[28] É importante ***aquecer o instrumento o suficiente para queimar e remover a guta-percha.*** Um instrumento demasiado frio derreterá a obturação, formando uma massa pegajosa que pode deslocar toda a obturação do canal quando o instrumento é retirado. Deve ter-se extremo cuidado para não ferir o paciente com o instrumento aquecido.

Também estão disponíveis ***instrumentos rotativos para a remoção da guta-percha***. No entanto, os instrumentos rotativos correm o risco de se afastarem do canal e ***cortarem a dentina radicular***. Isto enfraquece a estrutura da raiz e pode resultar em ***perfuração lateral da raiz***, particularmente na área de caneluras ou concavidades da raiz. Se a rotação mecânica for considerada necessária, ***são indicados*** instrumentos como os ***alargadores Peeso e as brocas Gates-Glidden***.[28,48] Estes são concebidos para ***se centrarem dentro dos limites do preenchimento de guta-percha.***

A utilização de ***produtos químicos para a remoção da guta-percha*** deve ser ***desaconselhada.*** A contenção do produto químico dentro do canal e o controlo total até à profundidade desejada são muito difíceis. O resultado da remoção química pode ser uma ***fuga no*** complexo ***do canal lateral*** ou nas áreas apicais.

Existem ***duas escolas de pensamento sobre o momento da remoção da guta-percha.***

- Um deles defende um atraso de 48 horas ou mais após a obturação final do canal radicular antes de o espaço para a cavilha ser preparado.
- A segunda escola de pensamento e a tendência atual é a de realizar os dois procedimentos de uma só vez.[23]

Se o sistema de canais for preenchido e o espaço da cavilha preparado numa consulta, ***é indicada a recondensação vertical do material de preenchimento apical restante para assegurar um selamento intacto.***

Os procedimentos iniciais de preparação do espaço para cavilha são semelhantes para a maioria dos sistemas de cavilha e núcleo.[8] O espaço desobstruído de guta-percha tem a forma do canal após a limpeza e moldagem e tem de ser refinado para a dimensão e forma corretas para o espaço da cavilha. As brocas aumentam gradualmente o tamanho do canal, removem os rebaixos naturais e moldam o canal para corresponder à cavilha ou ao padrão de cavilha fornecido. Os diâmetros destas brocas e das formas de cavilha associadas são incrementados de 0,7 a 1,7 mm, para os alargadores peeso, e de 0,6 a 1,5 mm para as brocas Gates Glidden, ambas em número de seis. O tamanho do maior alargador a ser utilizado num dente e, por conseguinte, o diâmetro da cavilha, será determinado pelo tamanho do dente.

***Etapas da remoção do material de obturação endodôntica***

1. Antes de remover a guta-percha, ***calcular o comprimento***

***adequado da***

***correio.***

Deve ser adequado para retenção e resistência, mas não tão longo que enfraqueça o selamento apical. Como guia, o ***comprimento do pilar deve ser igual à altura da coroa anatómica ou a dois terços do comprimento da raiz, mas deixando 5 mm de guta-percha apical.***[8,48] Em dentes curtos, não será possível cumprir estas duas restrições e deve ser feito um compromisso. ***É necessário um mínimo absoluto de 3mm de preenchimento apical.***[27,46] Se isto não puder ser conseguido sem ter um pilar muito curto, o prognóstico para o dente fica seriamente comprometido.

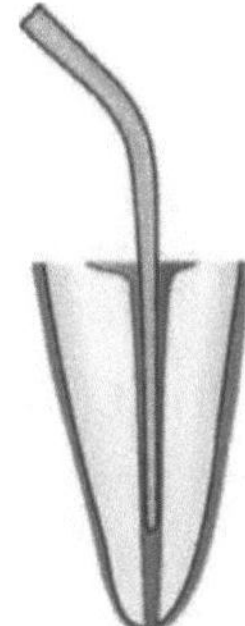

**FIGURA 44 : REMOÇÃO DE GUTA PERCHA**

2. ***Evitar os 5 mm apicais***, se possível.

***Podem ser encontradas curvaturas e canais laterais neste segmento.*** Se o comprimento de trabalho do canal radicular for conhecido, o comprimento do espaço do pilar pode ser facilmente determinado. ***Por isso, é importante não perder o ponto de referência incisal ou oclusal devido à remoção prematura da estrutura coronária do dente.***

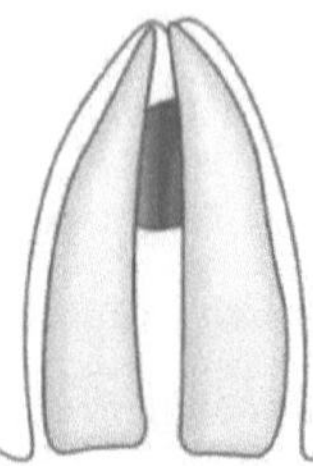

**FIGURA 45 : Perturbação do selamento apical**

3. Para evitar a aspiração de um instrumento endodôntico, ***aplique um dique de borracha antes de preparar o espaço do pilar.***

4. selecionar um ***condensador endodôntico suficientemente grande para reter bem o calor, mas não tão grande que se prenda às paredes do canal.***

5. marque o comprimento adequado ***(normalmente o comprimento de trabalho endodôntico menos 5 mm),*** aqueça-o e coloque-o no canal para amolecer a guta-percha.[46]

6) Se a ***guta-percha for antiga*** e tiver perdido a sua termoplasticidade, utilizar um ***instrumento rotativo,*** certificando-se de que o instrumento segue a guta-percha e não entra em contacto com a dentina.

Por este motivo, ***os instrumentos de alta velocidade e as brocas convencionais são contra-indicados.*** Estão disponíveis instrumentos especiais de pós-preparação, embora nenhum seja tão satisfatório como um condensador aquecido.

7) Se utilizar um ***instrumento rotativo,*** escolha-o para ser

***ligeiramente mais estreito*** do que o canal.

8. Tenha cuidado para que o ***instrumento siga o centro da guta-percha*** e não corte a dentina.

Muitas vezes, apenas uma parte da obturação do canal radicular precisa de ser removida com um instrumento rotativo e o restante pode ser removido com o condensador aquecido.

***Não deve ser utilizado*** um ***instrumento rotativo imediatamente após a obturação,*** pois pode perturbar o selamento apical.[46]

9. Quando a guta-percha tiver sido removida até à profundidade adequada, ***modele o canal conforme necessário.***

Isto é efectuado com ***instrumentos endodônticos manuais ou*** com ***uma broca de baixa velocidade.*** O objetivo é remover os cortes inferiores e preparar o canal para receber um pino de tamanho adequado sem alargar excessivamente o canal. Tem sido recomendado que o ***pino não tenha mais de um terço do diâmetro da raiz, com a raiz e as paredes com pelo menos 1 mm de espessura.***

**Núcleo de cavilha personalizado**

Os núcleos de cavilha personalizados podem ser fabricados através de duas técnicas:

- ***Direto***
- ***Indireta***

Os procedimentos diferem apenas nos meios pelos quais o padrão de cavilha e núcleo é gerado. Ambos utilizam instrumentos e materiais do mesmo sistema.[48]

Na técnica direta, o ***padrão personalizado de núcleo de cavilha***

***é fabricado diretamente na boca, no dente preparado***.

A técnica indireta utiliza uma ***impressão e*** um ***molde de pedra do dente para o fabrico do padrão.*** O padrão da técnica direta ou indireta é então investido e fundido com ouro ou qualquer outra liga de coroa e ponte.[48]

***Técnica direta***

O núcleo de pino personalizado direto é fabricado através do ***fabrico de um padrão de resina ou cera no dente preparado na boca do paciente. Utiliza-se*** uma espécie de ***cavilha de plástico ou um espigão metálico fino como reforço central*** em torno do qual se forma o padrão de resina ou cera.[22,48] O revestimento da cavilha, embora demore algum tempo, permite um ajuste preciso da cavilha no canal, com irregularidades faciolingues no canal incorporadas no aspeto anti-rotacional da cavilha. Quando o canal não é suficientemente ovoide para proporcionar a estabilidade anti-rotacional necessária, a preparação do canal é modificada com ranhuras para resistir ao torque na restauração.

O padrão pode ser feito de cera reforçada com uma vareta de plástico, uma broca, um alfinete de metal ou um clip de papel. A resina acrílica também pode ser utilizada para este fim ou a cera e o acrílico podem ser combinados. A utilização de resina permite que o padrão seja formado numa cavilha sólida bem adaptada que pode ser manipulada facilmente na boca sem ficar distorcida ou solta no canal.[48]

- Depois de remover a maior quantidade possível de guta-percha com um obturador endodôntico quente, inicie a ***preparação*** do canal propriamente dita ***com o maior alargador*** que ***couber no canal***.

- Fazer uma ***radiografia para verificar a exatidão da profundidade da preparação***. Utilize a radiografia para efetuar quaisquer ajustes necessários no comprimento do alargador.
- ***É colocada*** uma ***chave no orifício do canal para proporcionar estabilidade anti-rotativa à cavilha.*** Uma ou mais ranhuras verticais são cortadas nas paredes dos canais, estendendo-se 3-4 mm para baixo do canal. O mesmo efeito pode ser conseguido num dente multirradicular, colocando uma cavilha curta num segundo canal.
- O rasgo de chaveta deve ser cortado até à profundidade do diâmetro de uma broca n.º 170 (cerca de 1,0 mm) na ***área de maior volume***. Um segundo rasgo de chaveta oposto é colocado em dentes maiores.
- Adicione um ***contra bisel proeminente para proporcionar um colar à volta da circunferência oclusal do preparo***. Ajudará a manter o dente unido e a evitar a fratura. Isto serve de salvaguarda numa cavilha de encaixe de precisão, que pode exercer forças laterais durante a cimentação.
- O padrão de núcleo de cavilha será fabricado com um parafuso de plástico e resina. Quando a preparação estiver pronta para o fabrico do padrão direto, enrole uma bola de algodão firmemente à volta de um alargador Peeso n.º 1 e mergulhe-a no ***lubrificante duralay***. O algodão deve ficar completamente revestido com o lubrificante.
- Introduzir o escareador peeso em todo o comprimento da

preparação da cavilha.

Em seguida, ***bombeie o alargador para dentro e para fora para se certificar de que todo o canal está bem revestido***. Algum do lubrificante deve estar também na parte coronal da preparação.[48]

- Utilize ***sprues de plástico de calibre 14*** para o padrão. São suficientemente duros para reforçar o molde e serão queimados de forma limpa. Os palitos de plástico são amolecidos pelo monómero e, muitas vezes, separam-se do molde durante a remoção.
- Apare o sprue com um disco de granada para que se encaixe facilmente no canal. ***Deve alcançar a extremidade apical da preparação da cavilha***. Cortar um ***pequeno entalhe na porção facial da extremidade oclusal do sprue de plástico para ajudar a orientar o padrão*** nos passos seguintes. Revestir o sprue de plástico com monómero.
- Misturar o monómero e o polímero de duralay até obter uma ***consistência fina e líquida*** num prato dappen e preencher a boca do canal lubrificado tão completamente quanto possível com um instrumento de enchimento de plástico.
- ***Revestir o sprue de plástico com o acrílico*** enquanto ainda está fluido.
- ***Assente o sprue coberto de resina no canal até tocar na extremidade apical da preparação da cavilha***. Certifique-se de que todo o contrabaixo externo está coberto nesta altura.
- É adicionada mais resina à ***parte coronal do padrão para fornecer o volume para o núcleo***. Pode ser adicionada enquanto a cavilha ainda está a polimerizar ou pode ser adicionada como uma mistura

fresca à cavilha polimerizada.

- Quando a resina na própria cavilha ficar ***pastosa, bombeie o modelo para cima e para baixo para evitar que fique preso em quaisquer cortes inferiores no canal.***
- Retire a cavilha do canal e verifique se esta se estende ao longo de todo o comprimento do canal preparado. ***Preencha quaisquer espaços vazios com cera utilitária macia e substitua o molde.***
- ***Moldar a porção coronal do padrão*** para a formar numa preparação de coroa para a restauração final.
- Remover o modelo da boca e ***moldar grosseiramente a superfície axial com um disco de granada.*** Substitua-o no dente de vez em quando para assegurar que os contornos que estão a ser moldados são consistentes com a restante estrutura coronal do dente. Certifique-se ***de que a linha de acabamento da preparação final da coroa se encontra na estrutura do dente e não no núcleo.***[48]
- Após o acabamento completo do padrão do núcleo, este é ***fundido em ouro ou liga de níquel-crómio.***
- A parte central da peça fundida deve ser alisada até obter um acabamento acetinado ou mate.
- Utilize uma broca de carboneto n.º 34 para ***cortar uma abertura de escape de cimento em forma de V*** no lado da cavilha. Esta ranhura deverá ajudar bastante a ***evitar tensões laterais prejudiciais durante a cimentação.*** Ao utilizar as ligas duras de níquel-crómio, esta tarefa pode ser mais fácil e rápida colocando a ranhura no padrão acrílico e retocando-a no molde acabado.
- Prepare uma mistura fina de cimento de fosfato de zinco e insira

um pouco na boca do canal seco e isolado. Cobrir a lâmina do instrumento com cimento uma segunda vez e mantê-la incisal na boca do canal. Introduzir lentamente a pasta de enchimento em espiral lentulo rotativa através da massa do cimento líquido para transportar o cimento para dentro do canal. Aplique mais cimento na boca do canal até que não entre mais cimento no canal.

- Revestir generosamente a cavilha com o cimento fluido e inserir a cavilha no canal.
- ***Assentar a cavilha lentamente com a pressão do dedo, permitindo que o cimento saia antes da cavilha.*** Se o bordo incisal do núcleo for desconfortável contra o dedo, amortecê-lo com um rolo de algodão. Nunca bater a cavilha no sítio. A ***câmara hidráulica de ajuste apertado formada por uma cavilha personalizada que se move através de um líquido viscoso num canal de paredes paralelas pode produzir uma tensão considerável nas paredes laterais do dente, podendo resultar em fratura.***[48]
- Quando o cimento tiver endurecido, passe um diamante de grão fino sobre as superfícies axiais do núcleo e da estrutura dentária, pois é importante remover quaisquer pequenos cortes nas superfícies axiais perto da margem do núcleo da cavilha. Se se permitir que permaneçam, ***quaisquer defeitos na superfície axial podem representar obstáculos à conclusão bem sucedida da restauração final.***
- O dente pode agora ser restaurado com uma coroa. A porção da forma coronal do dente que foi construída com o núcleo pode ser tratada como se fosse estrutura dentária quando a restauração final

é fabricada[48] .

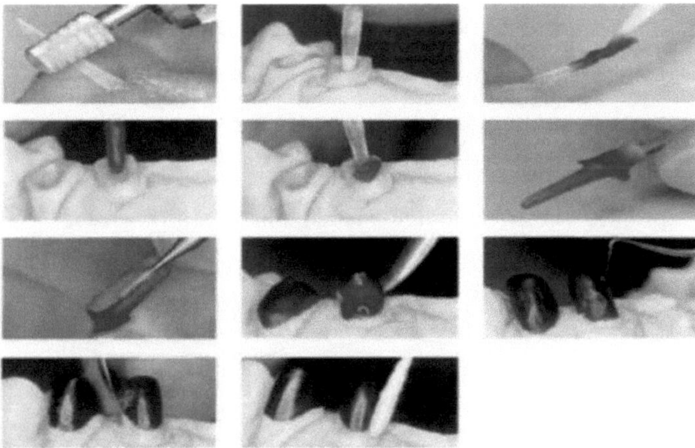

FIGURA 46: MÉTODO DIRECTO

***Técnica indireta***

Um núcleo de cavilha personalizado também pode ser fabricado ***fazendo um padrão de cera ou resina num molde do dente preparado.***[29,48]

- Pode ser feita uma impressão injectando material de impressão no canal e, em seguida, utilizando uma pasta de enchimento em espiral lentulo para assegurar a eliminação do ar aprisionado e dos espaços vazios na impressão do canal.
- A impressão é reforçada com algum tipo de cavilha rígida. Os itens que têm sido utilizados para este fim são clips de papel, pequenos comprimentos de arame, sprues de plástico e um instrumento de canal radicular. Estes dispositivos de reforço não só reforçam a impressão quando esta é efectuada, mas também quando é vertida e separada.
- Também pode ser feita uma cavilha acrílica personalizada no

dente para servir de impressão do canal, transferindo-a para um molde para o fabrico do núcleo e da restauração. Quando a técnica indireta é utilizada com um dos padrões de plástico de precisão pré-fabricados, é colocado um padrão de cavilha no canal, que é recolhido na impressão. A cavilha cria então o seu próprio espaço no molde quando a impressão é vazada.[48]

- Embora possa ser utilizado qualquer material de impressão com o qual o operador esteja familiarizado, é preferível utilizar materiais elastoméricos leves e mais flexíveis.
- Depois de o molde ser vertido, deve ser fabricado um molde amovível. O molde é montado num tabuleiro Di-Lok. Isto permite a utilização de um molde amovível sem qualquer interferência possível entre um pino de cavilha na parte inferior do molde e a preparação do núcleo da cavilha no interior do molde.
- O modelo em cera pode agora ser fabricado na matriz e fundido.
- Lubrificar abundantemente o molde com um lubrificante de molde. Certificar-se de que a preparação da cavilha está bem cheia.
- Para formar a cavilha, podem ser utilizadas formas de cera redondas de calibre 12, macias e mortas. Esta é colocada no fundo do canal no molde lubrificado. Com uma faca de laboratório afiada, corta-se ao nível da parte superior da estrutura coronal do dente.
- Agarrar num alicate de algodão um pedaço de arame, como um clipe de papel esticado, e aquecê-lo na chama de um bico de Bunsen. Mergulhar o arame quente no canal até tocar no fundo, derretendo toda a cera do canal. Manter o canal estável até o arame

arrefecer e a cera solidificar.

- Bombeie suavemente o fio e o pino de cera macia para dentro e para fora algumas vezes para se certificar de que é facilmente removível do molde.
- Utilize cera de incrustação normal para construir a parte central do padrão de cera.
- Terminar as margens do núcleo com um polidor de cauda de castor quente para produzir uma fundição tão bem adaptada quanto possível.
- O modelo de cera completo terá o clipe de papel a sobressair do bordo incisal ou da superfície lingual. O arame servirá como suporte principal do sprue. A cera macia é adicionada ao arame para o engrossar até ao diâmetro de um sprue de calibre 10 ou 12.[48]

- O revestimento e a fundição podem ser efectuados da forma habitual. Colocar o núcleo de cavilha completo no molde, certificando-se de que está completamente assente.

- Relubrificar o coto e lubrificar o núcleo. Em seguida, encerar um coping para a coroa de porcelana fundida em metal.
- Assentar novamente a coifa fundida sobre o núcleo da cavilha no molde. A adaptação marginal deve ser boa e o encaixe da coifa sobre o núcleo da cavilha e o molde deve ser passivo, ou seja, não deve haver qualquer ligação.
- É fabricada uma restauração de porcelana fundida em metal.
- O núcleo de pino e a coroa são cimentados sequencialmente, prestando especial atenção ao ajuste marginal da coroa de porcelana fundida com metal.

- Se houver alguma dúvida sobre a capacidade do técnico para produzir uma coroa bem ajustada com esta técnica sem paragem, então o núcleo do pino deve ser cimentado e é feita uma impressão para o fabrico da

porcelana fundida em metal.[48]

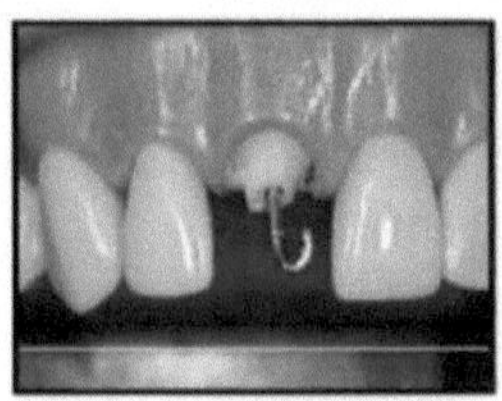

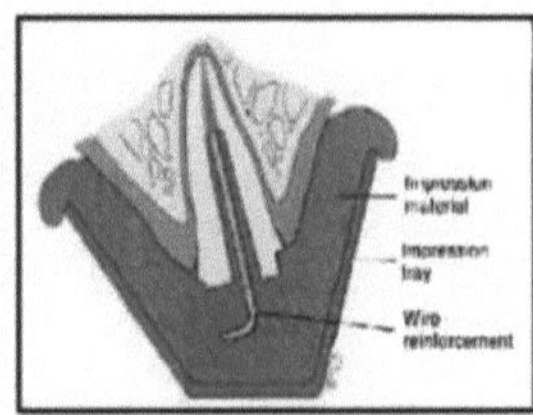


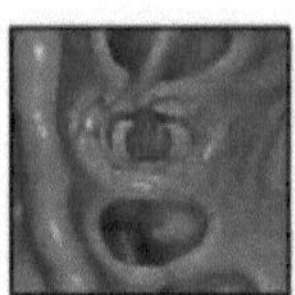

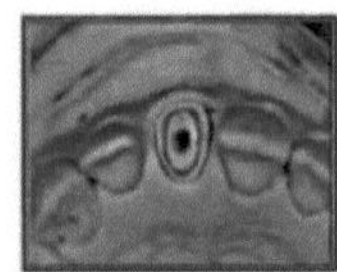

**FIGURA 47: MÉTODO INDIRECTO**

**Núcleo de cavilha personalizado (duas peças)**

Embora o núcleo de pino de peça única seja uma excelente restauração para dentes anteriores e pré-molares, não é frequentemente utilizado para molares. Se um molar tiver alguma estrutura dentária coronal remanescente, normalmente será restaurado com uma amálgama ou um núcleo de pino de resina composta. Se não existir qualquer estrutura dentária coronal remanescente, é necessário utilizar pelo menos uma cavilha para proporcionar estabilidade contra forças direcionadas horizontalmente. Se um molar for restaurado com uma coroa única, pode ser utilizado um núcleo de pino fundido de peça única ou um núcleo de amálgama ou de resina composta com um ou mais pinos metálicos pré-fabricados. Um núcleo de pino fundido colocado num canal primário de um dente posterior pode ser bem sucedido se a raiz for bastante longa, reta e volumosa.

No entanto, se um dente severamente danificado for sujeito às tensões de atuar como um pilar para uma ponte fixa ou prótese parcial removível, são necessárias mais resistência e retenção. Devido à ***divergência radicular encontrada na maioria dos molares, a utilização de um núcleo de cavilha com duas ou três cavilhas paralelas estendidas em várias raízes pode ser bastante perigosa. Por conseguinte, deve ser utilizado um núcleo de cavilha de várias peças com cavilhas separadas.***[48]

O núcleo de pino para um ***molar mandibular*** é normalmente dividido em ***segmentos mesial e distal.*** O núcleo do pino ***do molar superior*** é composto ***por componentes faciais e linguais*** com os pinos nos dois canais faciais paralelos um ao outro. Quando os canais mesiofaciais e distofaciais são demasiado divergentes para permitir cavilhas paralelas, é necessária uma terceira cavilha separada.

Para que um núcleo de cavilha de duas peças atinja a máxima resistência e retenção das cavilhas em canais divergentes, as peças devem ser rigidamente unidas após a inserção. Foram propostos vários métodos engenhosos para o conseguir. O ***núcleo pode ser feito em duas metades, mantidas juntas por olhais interligados,*** que podem ser formados a partir de um padrão de conetor não rígido disponível no mercado ou cortando um rasgo de chaveta ou cauda de andorinha numa metade do padrão do núcleo.

Uma solução comummente utilizada para o problema é o fabrico do núcleo com uma cavilha integral e um canal no núcleo através do qual é cimentada uma cavilha acessória. O orifício para a cavilha acessória de encaixe está alinhado com uma preparação noutro canal divergente. A cavilha acessória actua como um núcleo de cavilha dentro de um núcleo de cavilha e a sua direção divergente ajuda a fixar o núcleo no lugar. A cavilha secundária pode ser um poste ou fio pré-fabricado, ou pode ser uma cavilha personalizada fundida. Uma variação deste tema utiliza um núcleo sem cavilha anexada. É perfurado com canais para duas ou três cavilhas separadas divergentes que, quando inseridas e cimentadas, manterão o núcleo firmemente na posição.[48]

Por fim, o núcleo é fabricado em duas metades com orifícios para pinos na primeira metade e pinos de encaixe na segunda metade. O núcleo é fixado com pinos quando as duas metades tiverem sido cimentadas no dente.

Qualquer um destes métodos de encravamento pode ser fabricado pela técnica direta ou pela técnica indireta, parecendo esta última muito mais rápida e simples.

- Na técnica indireta, é importante obter uma impressão precisa da preparação do canal. É colocado um segmento curto de arame (clipe de papel) em cada canal para reforçar a cavilha de impressão. Quando o molde estiver pronto, o padrão de cera para a metade facial do núcleo da cavilha será fabricado primeiro. Num dente mandibular, seria a metade mesial.[48]
- Os sprues de plástico são introduzidos nos dois canais faciais. Aparar com discos de granada grosseiros para que se encaixem facilmente no fundo da sua respectiva preparação de cavilha.

- Após uma lubrificação suficiente, colocar formas redondas e macias de cera em cada um dos dois canais faciais. Cortá-las ao nível da face radicular do dente.
- Mergulhar um instrumento PKT no. 1 no fundo de cada um dos canais, derretendo completamente a cera mole. Enquanto a cera nos canais faciais ainda está mole, inserir os sprues de plástico sólido cortados na cera e empurrar cada um deles para o fundo do respetivo canal.
- Para fornecer o mecanismo de bloqueio para unir as duas metades do núcleo após a cimentação, são efectuados orifícios para pinos na metade facial do núcleo.
- A metade facial de um núcleo é então produzida. Os contornos axiais externos da metade facial serão consistentes com as paredes axiais de um preparo de coroa total. A superfície lingual será uma superfície lisa e plana, paralela ao trajeto de inserção do canal palatino. Utilize um machado de esmalte para o núcleo e uma saliência ou ombro de 1,5 mm de largura no terço oclusal da superfície lingual.[48]
- Alinhar cuidadosamente uma broca de 0,7 mm com o trajeto de inserção do canal palatino.
- Perfurar os orifícios dos pinos na saliência, tornando-os paralelos entre si e ao trajeto de inserção do canal palatino. Para uma eficácia máxima, devem estender-se a todo o comprimento do núcleo.
- Uma pequena secção de mina de lápis fina é colocada em cada orifício antes do revestimento. Isto manterá os orifícios patentes

durante o burnout e a fundição. Cerca de 2 mm de grafite devem aparecer em cada extremidade do orifício do pino para garantir que as hastes serão seguradas firmemente pelo revestimento.[48]

- Deve ser utilizada uma liga de ouro porque são empregues varetas de grafite para manter os orifícios dos pinos. A contaminação de uma liga contendo crómio com carbono aumentará a fragilidade e diminuirá a resistência à corrosão. Utilizar a broca de 0,7 mm para remover a grafite dos orifícios dos pinos. Uma vez fabricada a peça fundida para a metade facial do núcleo da cavilha, a metade lingual pode ser feita contra ela na peça fundida.
  - Assente a face completa do núcleo da cavilha nos canais faciais. Certifique-se de que a superfície lingual e os dois orifícios dos pinos estão paralelos à preparação da cavilha no canal palatino.
  - Introduzir as cerdas de nylon em cada um dos orifícios dos pinos e lubrificar a superfície lingual do núcleo facial. Relubrificar abundantemente o canal palatino.
  - Experimentar um sprue de plástico de calibre 14 no canal palatino. Aparar os lados da mola com um disco de granada grosso para permitir que o sprue deslize facilmente para o fundo do canal.[48]
  - Pode ser utilizada cera ou resina acrílica para construir o padrão. Coloca-se uma mistura fresca de resina na boca do canal e assenta-se o sprue de plástico cortado no lugar.
  - Quando o acrílico estiver próximo da polimerização, bombeie o jito para dentro e para fora várias vezes para garantir que não

fica preso em nenhum corte inferior.

- Utilize uma segunda mistura de acrílico para criar o volume necessário para a metade lingual do núcleo. A resina deve envolver as cerdas de nylon que se projectam do núcleo facial e deve sobrepor-se ao aspeto oclusal do núcleo facial.
- Utilize discos de granada e brocas de metal duro para moldar os contornos axiais e os planos oclusais do núcleo lingual. O núcleo deve agora assemelhar-se a uma preparação dentária para uma coroa completa.
- Utilizar cera para incrustações para retocar quaisquer espaços vazios no padrão acrílico. As margens devem ser bem adaptadas e as superfícies axiais devem estar isentas de cortes inferiores.
- Depois de a metade lingual ser revestida e moldada, o acabamento é efectuado com discos abrasivos e rodas de borracha.
- As duas metades do núcleo da cavilha são montadas no molde de trabalho para garantir que se encaixam no dente.
- O núcleo de duas peças está agora pronto para ser cimentado no dente para o reconstruir para a colocação da restauração final. A metade facial será cimentada primeiro, seguindo-se imediatamente a metade lingual. Num dente mandibular, a mesial seria a primeira, seguida da distal.
- Corte uma abertura de cimento em forma de V ao longo do comprimento de cada cavilha para ajudar ao assentamento completo e à prevenção de tensões prejudiciais. O núcleo da

cavilha cimentado está agora pronto para ser completado. A linha de acabamento é retocada com um diamante de chanfro para proporcionar espaço para a maior parte do metal adjacente à margem aguda na coroa final. A margem da restauração final será colocada sobre a estrutura sólida do dente para proporcionar um selamento marginal e para proporcionar uma faixa de metal de reforço apical ao núcleo[48] .

**Cavilha sob uma coroa:**

Há ocasiões em que um dente que tenha sido restaurado com uma coroa irá fraturar causando a deslocação da coroa. Isto é causado por uma integridade estrutural enfraquecida da coroa como resultado de restaurações anteriores, cáries, pequeno diâmetro da estrutura coronal do dente, fragilidade, trauma ou uma combinação de alguns ou todos estes factores. Esse dente pode ter sido tratado endodonticamente sem a colocação do núcleo de pino ou pode ainda ser vital.

Muitas vezes, a fratura do dente implica a reconstrução da coroa ou, nos casos graves em que a fratura se estende demasiado apicalmente, pode mesmo implicar a perda do dente. Existem condições que podem permitir um tratamento menos drástico. As coroas que satisfazem dois critérios podem ser reutilizadas.

- Em primeiro lugar, a ***fratura deve restringir-se à estrutura coronal do dente, sem se estender suficientemente apicalmente para intersectar a linha de chegada***.
- Em segundo lugar, a coroa deve apresentar ***margens adequadas*** e ter ***contornos e estética aceitáveis***.

- O dente é restaurado endodonticamente, se isso ainda não tiver sido feito. É então efectuada uma preparação de cavilha no canal e é fabricado um núcleo de cavilha utilizando o interior da coroa como matriz para a porção coronal do padrão de núcleo de cavilha[16,48] .

**Reparação de coroas com cavilhas (pilar e núcleo de segunda intenção) :**

Os dentes que foram restaurados com coroa podem, por vezes, necessitar de tratamento endodôntico mais tarde. É uma boa ideia minimizar estas situações, nunca colocando uma restauração fundida num dente com um tampão pulpar sobre uma exposição. No entanto, nem todas as complicações pulpares podem ser previstas e, ocasionalmente, será necessário tratamento endodôntico após a restauração do dente.[48]

Na maioria dos casos, o tratamento do canal radicular será efectuado através da restauração de gesso. Embora seja possível remover uma coroa, a coroa ou a preparação do dente sob ela pode ser danificada no processo. Se uma restauração sólida tiver de ser penetrada para permitir um acesso endodôntico, surge a questão de saber como é que o dente será restaurado após a conclusão do procedimento endodôntico.

Não basta colocar uma restauração de amálgama ou de resina composta no orifício de acesso de um dente com uma única raiz. A estrutura dentária coberta por uma coroa sofre da mesma fraqueza que afecta um dente tratado endodonticamente antes da colocação de uma coroa. De facto, o problema é provavelmente um pouco pior neste caso. ***Um acesso endodôntico através de uma coroa é frequentemente maior porque a coroa obscurece a morfologia do dente e torna mais difícil a localização da câmara pulpar.***

As soluções para estes problemas incluem

***1. Cavilhas fundidas com um encaixe para fechar a abertura de acesso.***

***2. Cavilha pré-fabricada com uma restauração de fecho em resina composta.***

***3. Uma cavilha pré-fabricada com uma junta de amálgama.***

Este processo de reparação tem sido referido como uma cavilha de ***"segunda intenção"*** ou post and core.[48]

**Fabrico de núcleos com cavilhas de plástico de precisão**

A cavilha de precisão pré-fabricada faz parte de um sistema em que a cavilha é concebida para se adaptar a um espaço do canal moldado por um instrumento específico de tamanho e configuração correspondentes. Isto difere do núcleo de cavilha personalizado porque ***o canal é preparado para encaixar a cavilha em vez de ser feito um padrão como uma impressão do aspeto interno do dente.*** O ajuste resultante pode não ser tão exato, mas é geralmente clinicamente aceitável.

As cavilhas de plástico de precisão estão disponíveis em configuração paralela e cónica. ***As cavilhas paralelas apresentam uma retenção superior: os estudos revelaram que são 1,9 vezes, 3,3 vezes e 4,5 vezes mais retentivas do que as cavilhas cónicas pré-fabricadas de igual comprimento.*** Se a superfície for serrilhada, a retenção será ainda melhorada.[48]

***Fabrico do núcleo com cavilha de plástico paralela de precisão:***

Estão disponíveis modelos de cavilhas pré-fabricadas com uma superfície serrilhada e geometria de lados paralelos (Para-Post).[36,45,48,53] Foi concebido para ser utilizado com um ou mais pinos paralelos colocados na dentina periférica ao canal. Os pinos actuam principalmente como caraterísticas anti-rotacionais, embora possam acrescentar alguma retenção e resistência aos núcleos de cavilha que não possuem essas qualidades devido ao tamanho ou morfologia do dente. O Para-Post é fabricado com uma ranhura ao longo de todo o seu comprimento para atuar como uma abertura de cimento.

As condições que permitem a utilização de um padrão de cavilha plástica paralela serrilhada incluem uma ***raiz bastante volumosa e um canal que é essencialmente reto***. A cavilha escolhida deve ser ***suficientemente grande em diâmetro para incluir a porção coronal do canal, mas suficientemente pequena para deixar uma espessura adequada de dentina na extremidade apical.*** Se a porção coronal do canal tiver sido excessivamente alargada, uma cavilha pequena pode encaixar com demasiada folga, e uma cavilha maior pode fazer com que não fique estrutura dentária suficiente na secção apical.

Também é necessário avaliar a estrutura dentária disponível para a colocação de pinos. Se o volume for insuficiente para acomodar os pinos, podem ser preparadas formas de chave nas paredes do canal. O fator mais importante na retenção de uma cavilha paralela de precisão, como acontece com qualquer cavilha, é o comprimento. Uma vez que nenhuma parte da preparação da cavilha desenvolvida pela broca Para-Post standard é arredondada ou afunilada, o espaço da cavilha tende a aproximar-se do exterior da raiz na sua extensão apical. Uma avaliação do comprimento do espaço da cavilha deve ter este facto em consideração. A cavilha deve ser, pelo menos, tão longa quanto possível sem invadir os 4,0 mm apicais da obturação endodôntica.[48]

***Os postes de plástico com código de cores estão disponíveis nos diâmetros de 1,25 mm. (vermelho), 1,50 mm. (preto), e 1,75 mm. (verde). Podem também ser obtidos diâmetros de 0,9 mm e 1,0 mm.*** Existe um gabarito de paralelismo para cada um dos diâmetros a ser utilizado em conjunto com uma ***broca helicoidal Paramax de 0,7 mm.*** Os pinos de plástico são utilizados para uma impressão, se for utilizada a técnica indireta, e os pinos de iridioplatina são utilizados para o padrão de cera e para a fundição.

- Um dente que está a ser considerado como candidato a restauração com um núcleo de pino Para-Post não deve ser excessivamente afilado, e uma quantidade adequada de estrutura dentária para a colocação do pino deve estar presente em torno da periferia do canal.
- A preparação do canal é efectuada, utilizando o tamanho de broca adequado do kit Para-Post.
- O gabarito de paralelização e uma broca Paramax de 0,7 mm são utilizados para colocar furos de pinos paralelos ao espaço da cavilha.
- Após a inserção do molde de plástico e dos pinos de iridioplatina, a porção central do molde é fabricada a partir de resina acrílica

autopolimerizável. A preparação do núcleo é efectuada, produzindo nele o contorno de uma preparação de coroa para uma coroa de porcelana fundida com metal.

- O núcleo de cavilha fundido é verificado quanto ao assentamento completo e ao ajuste adequado. Quaisquer modificações necessárias no núcleo devem ser efectuadas antes da cimentação.
- O fabrico da coroa definitiva está agora concluído. A restauração com núcleo de pino é tratada como se fosse uma preparação na estrutura do dente natural[48] .

***Fabrico do núcleo com cavilha de plástico cónica de precisão***

A maioria dos ***sistemas de cavilhas de plástico de precisão comercializados atualmente são cónicos, variando o cone entre 1,*** ***10 e 6,20.*** Idealmente, a utilização de uma cavilha plástica de precisão cónica com um alargador do mesmo tamanho evita a necessidade de voltar a revestir a cavilha no canal quando o núcleo da cavilha é fabricado. A utilização de uma cónica é defendida por alguns autores porque se aproxima mais da configuração cónica das raízes, diminuindo assim a hipótese de uma perfuração lateral durante a preparação da cavilha. ***As cavilhas cónicas apresentam a menor tensão durante a cimentação, mas tendem a ter um efeito de cunha.***

Para fazer corresponder com exatidão o padrão de plástico cónico à preparação da cavilha, pode ser necessário cortar um pouco do comprimento da extremidade pequena do padrão ou reinstrumentar o canal para o alargar ligeiramente, dependendo se a cavilha está demasiado solta ou demasiado apertada. Isto deve ser feito com muito cuidado, comparando a profundidade da preparação da cavilha e o comprimento do padrão da cavilha. Caso contrário, é possível introduzir uma cavilha cónica no canal, entrando em contacto com as paredes sem que a cavilha esteja totalmente assente. O operador pode interpretar erradamente o ligeiro puxão que sente como uma manifestação de um encaixe correto.[48]

A utilização de uma cavilha cónica de plástico de precisão com um alargador correspondente do mesmo tamanho evita a necessidade de voltar a revestir a cavilha no canal quando o núcleo da cavilha é fabricado. As cavilhas de plástico cónicas mais utilizadas são:

1. ***Kit de instrumentos calibrados***
2. ***Kit Colorama***
3. ***Mensagens P-D***
4. ***O sistema Endowel***

O ***Kit C.I. (Calibrated instrumentation)* é composto por três instrumentos rotativos.*** A preparação da cavilha é iniciada com uma broca helicoidal de bisel. Depois de preparado o canal inicial, este é alargado com um alargador pontiagudo. O diâmetro e a conicidade finais são obtidos com uma broca de fissura cónica cujo tamanho e conicidade correspondem aos do padrão de cavilha. Os padrões de faces lisas têm uma ***conicidade de 2,60 e estão disponíveis em dois tamanhos: 1,0-1,3 mm e 1,2-1,6 mm.*** Os dois números em cada conjunto indicam os diâmetros na ponta e a 10 mm da ponta. Existe um conjunto separado de instrumentos para cada tamanho de cavilha.

Existem ***cinco tamanhos de padrões no Kit Colorama*: 0,8-1,3 mm, 0,9-1,4 mm, 1,0-1,6 mm, 1,0-1,8 mm e 1,1-2,0 mm.*** Os padrões de cavilhas de lados lisos são, na verdade, uma combinação de lados cónicos e paralelos, com a parte cónica a aumentar em comprimento de 5,0 mm na cavilha mais pequena para 9,0 mm na maior. ***A parte cónica tem um ângulo de convergência de 6,20.*** A preparação da cavilha é efectuada com um escareador de motor com código de cores de tamanho correspondente, que é cónico junto à ponta e tem lados paralelos adjacentes à haste[48] .

***Os Postes P-D* são modelos de cavilha de plástico de lado liso com um ângulo de convergência uniforme de 1,6⁰.*** O espaço da cavilha é preparado com um escareador de conicidade e diâmetro semelhantes. Cada escareador tem um batente metálico deslizante ajustável que é mantido no lugar com um parafuso de ajuste. ***Os modelos estão disponíveis em tamanhos: 0,9-1,3 mm, 1,1-1,5 mm, 1,3-1,7 mm, 1,7-2,1 mm e 1,9-2,3 mm.***

O ***sistema Endowel* difere dos outros pelo facto de os seus padrões de cavilhas cónicas lisas corresponderem aos instrumentos manuais, ou seja, às limas e alargadores endodônticos normalizados. Por conseguinte, apresentam a conicidade de 1,1⁰ dos instrumentos endodônticos normalizados.*** As cavilhas estão disponíveis em oito tamanhos: 70 (0.7-0.9 mm.), 80 (0.8-1.0 mm.), 90(0.9- 1.1mm.),100 (1.0-1.2mm.),110 (1.1-1.3 mm.), 120 (1.2-1.4 mm.), 130 (1.31.5 mm.), e 140 (1.4-1.6 mm.). Em cada par de números, o primeiro designa o diâmetro na ponta, enquanto o segundo representa o diâmetro a 10 mm. da ponta.[48]

- A preparação para o núcleo de pino é iniciada aproximando a preparação para a restauração final, uma coroa de porcelana fundida com metal. Isto facilitará o fabrico posterior de um padrão de núcleo com contornos adequados.

- Uma série de limas manuais será utilizada para ampliar e alongar o canal até o tamanho desejado. Como são utilizadas limas manuais endodônticas padronizadas, esta etapa pode estar quase concluída no momento do tratamento endodôntico e ser apenas retocada nesta altura.
- Deve ser colocado um rasgo de chaveta na boca do canal para proporcionar resistência anti-rotativa. As ranhuras verticais com 3-4 mm de comprimento são utilizadas em dentes com uma única raiz, e uma cavilha curta num segundo canal é utilizada em dentes com várias raízes.
- O molde de núcleo de cavilha será fabricado com o tamanho correspondente do molde de plástico cónico Endowel. Pode ser utilizado para fazer uma impressão para a técnica indireta, ou pode ser fixado um núcleo direto à cavilha no dente. Tanto a cera como a resina foram descritas para este fim.
- Moldar a massa coronal de resina para a formar numa preparação de coroa para a restauração que será finalmente colocada no dente.
- O dente está pronto para ser restaurado com uma coroa, tratando a porção da forma coronal do dente, que foi construída com o núcleo como se fosse a estrutura do dente[48] .

**Cavilha pré-fabricada / Núcleo fundido :**

Outra abordagem ao fabrico de núcleo de cavilha é aquela em

que uma ***cavilha pré-fabricada de precisão é ajustada em tamanho a uma broca ou alargador manual. Após a preparação da cavilha estar concluída, a cavilha pré-fabricada é encaixada no canal. O núcleo é então feito de resina ou cera através da técnica direta ou indireta. A cavilha metálica e o seu padrão de núcleo anexado são investidos e o núcleo é queimado. De seguida, o núcleo é fundido em metal.***

**Vantagens :**

1. Parte do núcleo da cavilha já está concluída antes mesmo de o procedimento ser iniciado, ou seja, a cavilha.
2. Resistência superior de uma cavilha forjada ou estirada quando comparada com uma cavilha fundida, especialmente quando a cavilha tem menos de 1,5 mm de diâmetro. As cavilhas pré-fabricadas foram feitas de uma variedade de materiais: ouro, ouro-platina-paládio, iridoplatina, fio platinizado, níquel-cobalto-crómio e aço inoxidável. O núcleo pode ser fabricado pela técnica direta ou indireta. Estão disponíveis cavilhas paralelas e cónicas.

Um sistema comummente utilizado tem sido o ***Endo-Post****, que também foi agrupado em Cavilha de plástico cónica de precisão e descrito anteriormente. A preparação para este tipo de núcleo de cavilha é idêntica à da Cavilha de plástico cónica de precisão.

**Cavilha pré-fabricada / Núcleo de resina composta:**

Talvez o método mais simples e mais eficiente para o fabrico de uma restauração com núcleo de pino seja o ***núcleo de resina***

***composta em combinação com um pino de aço inoxidável pré-fabricado. Todo o procedimento, desde a conclusão da obturação endodôntica até à preparação da coroa acabada, pode ser realizado numa única consulta.*** Este sistema pode ser utilizado com sucesso numa vasta gama de situações clínicas. Num extremo, este tipo de cavilha demonstrou fortalecer significativamente os dentes sem qualquer destruição coronal para além da preparação do acesso endodôntico. No outro extremo do espetro, a cavilha pré-fabricada/núcleo de resina composta pode ser utilizada para restaurar dentes anteriores e posteriores que tenham pouca ou nenhuma estrutura dentária coronal intacta.[48]

***A resina composta é fácil e rapidamente colocada como material de núcleo, e tem a vantagem adicional de ser completamente polimerizada em minutos, permitindo que o trabalho na preparação do núcleo avance imediatamente.*** As preparações dos núcleos de amálgama, por outro lado, têm frequentemente de ser adiadas até uma consulta posterior. A resina requer menos volume de material de núcleo, tornando-a o material de eleição para dentes anteriores, onde o espaço à volta da cavilha é muitas vezes mínimo.

A cavilha pré-fabricada / núcleo de resina composta é adequada para a restauração de dentes anteriores isolados. No entanto, a maioria dos pilares de pontes anteriores devem ter núcleos de cavilha fundidos. Muitos molares que necessitam de coroas também podem ser restaurados com este sistema. Duas ou três cavilhas podem normalmente ser colocadas para resistir a forças direcionadas obliquamente, e existe normalmente espaço para uma quantidade generosa de material de núcleo. ***Em molares com excessiva destruição da estrutura coronal do dente ou com linhas de acabamento muito profundas, a amálgama pode ser o material de eleição em vez da resina composta.***

A porção de cavilha do núcleo de cavilha/resina composta actua para resistir a quaisquer forças laterais colocadas na coroa. ***Tem-se o cuidado de estender as linhas de acabamento para a restauração final bem abaixo do núcleo de resina composta. Isto dá ao dente um efeito de virola para resistir a quaisquer forças verticais.*** Os pinos auxiliares devem ser utilizados rotineiramente para resistir a quaisquer forças de rotação exercidas sobre a restauração. Está também provado que os pinos embutidos no material do núcleo ao longo de um dente podem ter um efeito de reforço e resistir a forças de fratura na raiz.

A cavilha pré-fabricada/núcleo de resina composta também pode ser utilizada para restaurar um dente previamente coroado que tenha sido tratado endodonticamente. A cabeça da cavilha é aparada para encaixar dentro dos limites da preparação de acesso e a cavilha é aparada para encaixar dentro dos limites da preparação de acesso e a cavilha é cimentada. O espaço à volta da cabeça é então restaurado com amálgama ou compósito.[48]

Existem várias cavilhas pré-fabricadas de aço inoxidável, tanto de desenho paralelo como cónico, que são adequadas para utilização com núcleos de resina composta. A técnica para todos estes sistemas é praticamente a mesma, com apenas pequenas modificações no método de instrumentação do canal. ***Todos eles devem ser utilizados com pinos auxiliares.***

Os sistemas de cavilhas pré-fabricadas utilizados são

1. ***Sistema BCH***
2. ***Kit C.I. (instrumento calibrado)***
3. ***Cavilha Colorama***
4. ***Ellman nubond Postes rápidos***
5. ***P-D poste da coroa***
6. ***Para -post***

***O sistema BCH*** é composto por dois ou três comprimentos em cada um dos cinco diâmetros, num ***total de 14 tamanhos***. Destinam-se a ser utilizadas com os alargadores Peeso e estão disponíveis nos diâmetros de 0,8 mm, 1,0 mm, 1,2 mm, 1,4 mm e 1,6 mm. As cavilhas são ***serrilhadas e de lados paralelos, com pontas cónicas e um botão redondo na extremidade oclusal.***

***Os Ellman NuBond Fast Posts são cavilhas de aço inoxidável serrilhadas com uma conicidade de 1,60.*** O canal é preparado com escareadores cónicos de tamanhos correspondentes.
Existem ***seis tamanhos: 0,9-1,2 mm, 1,1-1,4 mm, 1,3-1,6 mm, 1,5-1,8 mm, 1,7-2,1 mm e 1,9-2,3 mm.***[48]

O kit C.I., a cavilha Colorama, o pilar de coroa P-D também foram agrupados sob a designação de Cavilha Plástica Cónica de Precisão e o Para Post sob a designação de Cavilha Plástica Paralela de Precisão, que foi descrita anteriormente.

A preparação coronal para o núcleo de cavilha pré-fabricado/resina composta é efectuada da mesma forma que para um núcleo de cavilha fundido personalizado.

- Quando a preparação do espaço do canal é iniciada, alguma da guta percha na parte coronal do canal pode ser removida com um instrumento quente. O comprimento é estabelecido com um alargador peeso ou uma broca Gates Glidden.
- A modelação do canal é agora efectuada com a broca Para-Post.
- Os orifícios dos pinos são perfurados à volta do espaço do canal para que possam ser colocados pinos auxiliares.

- Os orifícios dos pinos são perfurados a uma profundidade de 2 mm com uma broca helicoidal auto-limitada de 0,5 mm. Não é necessário que estes orifícios sejam paralelos ao canal
- Os pinos podem agora ser colocados. Alguns autores preferem os pinos cimentados porque os pinos auto-roscantes produzem tensão e podem causar fissuras dentinárias. Se houver um volume adequado de estrutura dentária e se o dente não tiver sido vital por um curto período de tempo, de modo que a resiliência não seja prejudicada, os pinos de rosca pequenos não devem representar um risco muito grande.
- É utilizada uma chave manual numa zona de fácil acesso. Quando os pinos são enroscados no local, pare assim que encontrar qualquer resistência para evitar a fratura dentinária. "Recuar" ligeiramente para reduzir a tensão, mas não o suficiente para produzir um ajuste frouxo. Os pinos são encurtados, se necessário, para assegurar que ficarão dentro dos limites da preparação concluída e que não interferirão com a

colocação da cavilha. Devem ser deixados expostos pelo menos 2,0 mm. de cavilha.

- A cavilha de aço inoxidável é agora experimentada no espaço preparado. Qualquer redução no comprimento deve ser efectuada a partir da extremidade apical, uma vez que a cabeça da cavilha pode proporcionar uma maior retenção do material do núcleo. A cavilha deve ficar bem encaixada no canal. Se isso não acontecer, o canal foi sobre-instrumentado.[48]
- Uma mistura fina de cimento é feita de fosfato de zinco, policarboxilato ou cimento de ionómero de vidro.
- O cimento é colocado no canal. Para este efeito, pode ser utilizado um obturador endodôntico, uma sonda periodontal ou uma espiral de Lentulo.
- É colocada uma camada generosa de cimento na cavilha. A cavilha é empurrada lentamente até ao fim do espaço do canal, dando tempo para que o excesso de cimento saia. Mantenha a cavilha no lugar com a pressão dos dedos até que ocorra a presa inicial do cimento.
- Depois de o cimento ter atingido a sua presa inicial, o excesso é removido à volta dos pinos e da porção coronal da cavilha.
- Uma banda de matriz ou forma de coroa é colocada à volta do dente para permitir a colocação de resina composta.
- A preparação de uma coroa de porcelana fundida com metal é efectuada com pedras de diamante numa peça de mão de alta velocidade, tratando a resina composta como se fosse a estrutura do dente.

- A coroa de porcelana fundida em metal pode agora ser fabricada sobre o núcleo de resina composta, que é retido e reforçado por uma cavilha de aço inoxidável[48] .

**Fabrico de núcleos com cavilha roscada paralela (pré-cravada)**

Este é outro tipo de bucha que ***permite completar a construção do dente numa única consulta***. Utiliza ***roscas nos seus lados paralelos para retenção, e é inserida num canal cujas paredes são pré-rosqueadas com uma torneira especial.*** Difere de outros tipos de cavilha porque não é inserida passivamente no canal e mantida no lugar inteiramente pelo cimento. Quer esta cavilha roscada seja retida por interação mecânica, ou simplesmente por aumentar a área de superfície duas ou três vezes, demonstra uma retenção superior a outros tipos de cavilhas.[48]

Tem sido manifestada preocupação quanto ao aumento do potencial de fratura radicular através da introdução de cavilhas no canal. ***As tensões geradas pelas cavilhas roscadas são certamente maiores do que as geradas pelas cavilhas retidas apenas por cimento.*** No entanto, os testes mecânicos demonstraram que, quando ***a rosca é utilizada abundantemente, não é possível induzir a fratura.*** Como em qualquer dispositivo de retenção roscado, existe algum risco para o dente. O risco é mínimo se o dente em que vai ser colocado for bem selecionado e se a cavilha for usada corretamente. ***O sistema Kurer Anchor não deve ser utilizado em dentes com paredes finas e frágeis, nem deve ser utilizado por um operador com mãos pesadas.*** A Ancoragem de Coroa Kurer é um sistema de cavilha roscada paralela previamente preparada. A âncora de coroa é constituída por uma haste roscada de aço inoxidável (cavilha) com uma cabeça de latão ranhurada (núcleo). O canal é alargado com um alargador de motor alongado e o seu orifício é contra-fundido com um facetador de raiz. De seguida, utiliza-se uma torneira para roscar o canal para a inserção da âncora.

O Kurer Fin-Lock utiliza uma "barbatana da face da raiz" roscada ou uma porca de bloqueio para encaixar contra a face da raiz escareada. Um colar estreito perto da extremidade ranhurada serve como retenção adicional para o núcleo de resina composta que será adicionado após a cimentação da âncora.

O Kurer Crown Saver é uma cavilha roscada simples que não tem cabeça nem porca de bloqueio e, por isso, não requer a utilização de um instrumento de contacto com a raiz. Consiste numa cavilha roscada paralela que é cimentada no canal e serve de retenção para uma construção em resina composta[48]

- A preparação do espaço da cavilha será realizada com um escareador de motor, que se assemelha ao escareador Peeso, exceto pelo maior comprimento das ranhuras de corte (15 mm, em comparação com 8,0 mm para um escareador Peeso n.º 6).
- Um facetador de raiz é utilizado para fornecer um escareador plano na superfície da raiz à volta da boca do canal. O rebaixamento permite que a cabeça, ou núcleo, da âncora seja colocada completamente dentro da estrutura do dente, proporcionando resistência a forças direcionadas obliquamente. Proporciona proteção à cabeça e torna-a menos suscetível à fratura. Prepare o escareador com uma profundidade mínima de

1,0 mm.

- Utilizar a torneira para roscar os canais. Uma vez que este é o momento de maior acumulação de tensão, deve ser feito com cuidado. Utilizar apenas machos novos e afiados.

Uma torneira deve ser deitada fora quando as âncoras do seu kit estiverem esgotadas.

- A âncora é experimentada para estabelecer o seu comprimento e determinar o ajuste necessário no comprimento da cavilha.
- A cabeça ou núcleo da âncora deve ser moldada de modo a assemelhar-se aos contornos de uma preparação de coroa para a restauração final. São normalmente solicitados quatro ajustes
  1. O bordo do incisivo terá provavelmente de ser encurtado.
  2. A porção incisal da superfície facial deve ser reduzida para deslocar o ângulo da linha incisivo-facial para a lingual.
  3. Deve ser criada uma área côncava nos 2/3 incisais da superfície lingual e
  4. As paredes axiais devem ser ligeiramente cónicas.[48]
- Na cabeça de latão é cortada uma ranhura em ângulo reto em relação ao bordo incisal. Isto é feito para aparafusar a âncora no dente durante a cimentação.
- Um orifício de saída do cimento é extremamente importante para o assentamento de uma cavilha roscada. Cortar uma grande ranhura em forma de V desde a extremidade apical da cavilha até à base do núcleo.
- Prepare uma mistura fina de cimento de fosfato de zinco na placa de vidro e aplique uma camada fina e uniforme sobre a cavilha.

Não coloque qualquer cimento no canal. O cimento não desempenha um papel significativo na retenção da cavilha roscada, mas é importante como selante.

- Insira a cavilha no canal e enrosque-a na posição correta com a chave de fendas. Pare de vez em quando para permitir que o excesso de cimento saia da abertura. Se a cavilha tiver tendência para se sobrepor, ou seja, rodar para além da posição em que as caraterísticas faciais e linguais estão devidamente alinhadas, não hesite em inverter a âncora 1/8 ou 1/4 de volta para produzir o alinhamento correto.
  - Quando o cimento tiver assentado, o dente que foi construído com a Âncora de Coroa Kurer está pronto para o fabrico da restauração final[48] .

**Fabrico de núcleos com cavilha auto-roscante paralela:**

Este tipo de cavilha oferece um dispositivo de retenção intermédio entre a cavilha de aço inoxidável/núcleo de resina composta e a âncora de coroa com rosca paralela pré-preparada. A retenção proporcionada por este tipo de cavilha, cujas roscas são muito separadas e pouco profundas, é 94% superior à de um pilar serrilhado de aço inoxidável do mesmo tamanho.[48]

A âncora auto-roscante é 17-45% menos retentiva do que as âncoras roscadas de tamanho semelhante. Uma vez que a âncora radix utiliza roscas para grande parte da sua retenção, é capaz de produzir tensão na raiz. Continuar a roscar a âncora depois de encontrar resistência pode resultar na fratura da raiz ou na remoção das roscas. Se se permitir que o ápice da cavilha encaixe na estrutura dentária de suporte, serão geradas tensões apicais elevadas. A concentração de tensão elevada desenvolver-se-á na porção coronal da raiz se os flanges coronais da cabeça entrarem em contacto com a face da raiz. De modo a evitar estes problemas, recomenda-se que a cavilha seja invertida ou recuada meia volta quando se sentir uma ligeira resistência ao enfiamento durante a cimentação.

***Radix Crown Anchors é uma marca de cavilhas paralelas auto-roscantes.***[10,45,48] ***Estão disponíveis em três diâmetros: 1,15 mm, 1,35 mm e 1,6 mm.*** A âncora é constituída por uma ***espiral retentiva de baixo perfil e uma cabeça com cinco filas de aletas ou lamelas que retêm o núcleo de resina composta que é construído à sua volta.*** Os alargadores Maillefer de tamanhos adequados são utilizados para o alargamento do canal[48] .

A espiral roscada pouco profunda na parte coronal de 60% da cavilha é interrompida por quatro aberturas de cimento que percorrem o comprimento da cavilha.

A chave de ancoragem, utilizada para enfiar a cavilha no canal, tem quatro pontas que encaixam firmemente em quatro ranhuras nos lados da cabeça. O Anchor funciona melhor em dentes cujas coroas clínicas têm algum comprimento e volume.

- Comece a preparação do dente para a cavilha auto-roscante paralela removendo a maior parte da estrutura coronal do dente com um diamante numa peça de mão de alta velocidade.
- Comece a preparação do espaço da cavilha com escareadores Peeso, que são mais pequenos do que o escareador Maillefer de tamanho correspondente destinado ao tamanho escolhido da

âncora. Os alargadores têm uma configuração semelhante à dos alargadores Peeso, exceto no que diz respeito ao maior comprimento das ranhuras de corte no alargador Maillefer.

- A chave de ancoragem fornecida com o kit é utilizada inicialmente para a perfuração do canal e depois para a reinserção da âncora no dente durante a cimentação.
- À medida que o cimento assenta à volta da cavilha, remova o excesso das lamelas da cabeça e da parte inferior da barbatana mais próxima da face da raiz. O dente está então pronto para o fabrico do núcleo de resina composta à volta da cabeça de ancoragem.
- A preparação para a restauração definitiva será efectuada no núcleo de resina composta com uma pedra de diamante numa peça de mão de alta velocidade.
- A restauração final é colocada sobre o núcleo de resina composta, que é fixado com um Radix Anchor[48] .

**Fabrico do núcleo com cavilha cónica auto-roscante :**

Este tipo de cavilha é utilizado há mais de 50 anos. É a mais simples de todas as cavilhas roscadas. A conicidade das cavilhas é variável. Muitas delas têm dois cones: um na ponta e outro para o corpo principal da rosca. O cone da ponta pode ser tão pequeno como $10^0$ e tão grande como 30° sendo menor nas cavilhas longas e finas e maior nas cavilhas curtas e grossas. O cone no corpo principal da rosca pode variar entre $0\text{-}3^0$ . Um núcleo de amálgama ou de resina composta é normalmente fabricado à volta da cavilha depois de esta ser cimentada.[48]

***Indicações :***

Devido ao tamanho da cavilha e à cabeça volumosa, as cavilhas cónicas auto-roscantes estão geralmente limitadas à utilização em molares. É frequentemente utilizada em dentes com um mínimo de estrutura dentária coronal e múltiplos canais divergentes.

A relação não paralela contribui para as qualidades de retenção da cavilha auto-roscada. A sua utilização deve ser reservada principalmente para restaurações de um único dente.

***Vantagens :***

A cavilha cónica auto-roscante é simples e fácil de utilizar. O facto de engatar na dentina com as suas roscas proporciona, sem dúvida, uma excelente retenção. O núcleo de cavilha pode ser colocado numa única consulta, muitas vezes pode ser feito na consulta durante a qual a obturação endodôntica é realizada.[48]

***Desvantagens:***

Este tipo de cavilhas também produz uma elevada concentração de tensões, com a sua ação em forma de cunha a produzir concentrações de tensões mais graves do que as observadas noutros tipos de cavilhas roscadas. O perigo de fratura da raiz é mais grave quando é aplicado um binário excessivo ou quando a cavilha é demasiado torcida. Observou-se que as cavilhas de maior diâmetro provocam a fratura da raiz, especialmente nos dentes com canal ovoide.

Tem sido recomendado que as cavilhas cónicas e auto-roscantes sejam cimentadas passivamente em canais ligeiramente maiores. Numa ligeira modificação, deve ser cimentada uma cavilha com um ajuste deslizante apertado, engatando as roscas não mais do que uma única volta durante o assentamento.

Este tipo de cavilhas tem sido comercializado sob diferentes marcas, das quais a Dentatus Screw post é a mais comummente utilizada. Atualmente está marcado em aço inoxidável e latão dourado, disponível em 6 diâmetros, 1.0, 1.2, 1.3, 1.5, 1.6, e 1.8 mm. Existem quatro comprimentos de cavilhas, 7,8, 9,3, 11,8 e 14,2 mm. A cabeça de cada espigão é quadrada, com duas ranhuras cruzadas na extremidade. São fornecidas duas chaves de assento com o sistema[10,48]
.

Uma chave foi concebida para encaixar internamente na cabeça da cavilha para permitir a colocação da cavilha em áreas apertadas. Também permite a inserção de uma cavilha cuja forma e tamanho da cabeça tenham sido alterados. Uma segunda chave encaixa-se sobre a cabeça da cavilha. É útil em dentes severamente partidos em que a cabeça da cavilha não foi alterada (Fig.60). O Dentatus Screw Post deve ser considerado para dentes molares nos quais a restauração da porção coronal do dente está para além do âmbito do núcleo retido por pino típico.

- Os espaços para as cavilhas são agora preparados nas raízes mais rectas e mais volumosas. Na maioria dos casos, é possível colocar dois pinos. O canal distal de um molar mandibular e o canal palatino de um molar maxilar são geralmente os mais adequados para acomodar a cavilha primária.
- Os Dentatus Screw Posts são preparados para cimentação, experimentando-os e fazendo quaisquer ajustes necessários

(Fig. 61).

- Pode agora ser colocado um núcleo de amálgama ou de resina composta. Não serão necessários pinos auxiliares, a não ser que se utilize apenas uma cavilha. Nestes casos, os pinos devem ser colocados como componentes de retenção anti-rotativos (Fig.62).
- A preparação do núcleo é efectuada com brocas e diamantes como se se tratasse de uma estrutura dentária. Num núcleo de amálgama deste tamanho, é provavelmente melhor adiar a preparação para uma consulta posterior. A utilização de uma amálgama esférica com alto teor de cobre permite obter um conjunto suficientemente duro para efetuar a preparação na mesma consulta. No entanto, mesmo a sua superfície é mais facilmente instrumentada numa consulta posterior.

- A coroa pode ser fabricada sobre o núcleo da forma habitual[48] .

**Núcleo de pinos de amálgama e núcleo de pinos de resina composta**

Nem todos os dentes tratados endodonticamente necessitarão da utilização de uma cavilha no seu canal para reter o núcleo e ajudar a coroa a suportar as forças oclusais. A maioria dos molares pode ser restaurada com sucesso sem um pino. A sua maior circunferência geralmente elimina a necessidade de uma cavilha para reforçar o dente.[48]

Os pinos auto-roscantes são os mais retentivos de todos os pinos. A retenção do núcleo de amálgama está sujeita a diversas variáveis. A profundidade de inserção dos pinos na dentina desempenhará um papel importante na sua retenção. A profundidade óptima para os pinos auto-roscantes foi fixada em 2 mm, enquanto que para os pinos cimentados é de 3-4 mm. O pino deve também estender-se 2 mm do dente para dentro da amálgama.

É geralmente consistente com a recomendação empírica de 1 pino para cada ângulo de linha ausente da estrutura dentária, 1 pino por cúspide ausente e 1 pino por parede ausente. Por outro lado, à medida que o número de pinos é aumentado para produzir maior retenção, o amálgama e a dentina são simultaneamente enfraquecidos.

As coroas cimentadas ao núcleo de amálgama são significativamente mais retentivas inicialmente do que as cimentadas ao núcleo de resina composta, embora esta última ganhe força com o passar do tempo.

Os núcleos de resina composta foram descritos para utilização com diferentes tipos de cavilhas. Também podem ser utilizados com pinos em vez de núcleos de amálgama para a restauração de molares com alguma estrutura dentária coronal remanescente. Para além de ser fácil de manipular e forte, a resina composta tem a grande vantagem de permitir a inserção do núcleo e a preparação da coroa numa só consulta.

No lado negativo, os núcleos de resina composta apresentam maior microfugas do que os núcleos de amálgama. Quando este facto é associado à observação de que as coroas cimentadas aos núcleos, de amálgama ou de resina, apresentam mais fugas do que as coroas cimentadas à estrutura do dente, existe um forte potencial de fuga para o canal.[8,48] Esta constatação é confirmada pela recomendação clínica de que a margem da coroa esteja sobre a estrutura do dente, bem afastada da margem do núcleo. Os núcleos de resina composta apresentam menor resistência à tração para coroas fundidas do que os núcleos de amálgama no momento da cimentação.

Os núcleos de resina composta devem ser utilizados apenas na construção de dentes para receber coroas unitárias.[48]

## RESTAURAÇÕES PROVISÓRIAS PARA DENTES TRATADOS ENDODONTICAMENTE

Uma restauração provisória desempenha normalmente um papel importante no sucesso da restauração de um dente. É verdade que o papel normalmente essencial da proteção pulpar não é preocupante quando se trata de um dente tratado endodonticamente. No entanto, ***a restauração temporária pode ser ainda mais importante para a patente que recebe um núcleo de pino e uma coroa.***

***Funções:-***

- ***Papel estético***
- ***Protege o dente de mais danos***
- ***Evita a migração dos dentes adjacentes em contacto***
- ***Proporciona uma função oclusal***

São utilizados vários formadores de coroas e cavilhas diferentes em várias combinações. As coroas de policarbonato foram revestidas com acrílico, tal como as coroas de celuloide. Utilizaram-se moldes e conchas de plástico para formar os contornos exteriores da coroa. Outros tipos de dispositivos de retenção incluem cavilhas de plástico revestidas com resina acrílica, uma cavilha de silicone reforçada com um clipe de papel, cavilhas de metal sem revestimento acrílico e um palito de fósforo de madeira. Alguns sistemas de cavilhas pré-fabricadas têm cavilhas de aço feitas especialmente para coroas provisórias. No entanto, funcionam melhor se o alargador correspondente tiver sido utilizado na preparação do canal para o núcleo final da cavilha.

***A coroa de policarbonato é bem adequada para a coroa unitária de rotina. Se a restauração temporária envolver uma ponte ou um alinhamento ou morfologia invulgares numa coroa unitária, uma concha de plástico personalizada proporcionará provavelmente o melhor resultado no mais curto espaço de tempo.***[48]

**Coroa em policarbonato**

A coroa de policarbonato é utilizada com uma cavilha de clipe de papel para proporcionar uma cobertura temporária para o dente tratado endodonticamente. A parte coronal da restauração é composta por uma coroa de policarbonato, revestida com resina acrílica.

Inicialmente, escolhe-se uma coroa que tenha dimensões compatíveis com o espaço que vai ocupar. Na maioria dos casos, a coroa não se adapta à volta da raiz existente sem modificações. O excesso de comprimento é removido da margem gengival da coroa, enquanto a área incisal é deixada intacta. Este processo é continuado até que a coroa se adapte razoavelmente bem à linha de acabamento gengival, com a borda incisal na posição correta em relação aos dentes adjacentes.

Uma secção de clipe de papel feita de arame de calibre pesado é colocada no canal até à sua profundidade total. Uma marca de caneta de ponta de feltro é colocada 2-4 mm acima da estrutura dentária coronal restante. O comprimento do fio que se estende para dentro da coroa será ditado pelo comprimento da coroa. Quanto mais comprido for o pedaço de clipe de papel exposto, melhor será a sua retenção na resina acrílica da coroa.

Com um disco separador, cortar o comprimento do clipe de papel. Nesta altura, podem ser colocados alguns pequenos entalhes no fio para ajudar a reter o
resina. Coloque uma dobra perto da extremidade do fio. Quando embutido na coroa provisória, esta dobra evitará que a cavilha saia e rode. Experimente a cavilha aparada no canal e confirme que a coroa de policarbonato terá espaço para assentar sem prender no fio.[48]

A face da raiz é ligeiramente lubrificada com petrolato para evitar que a resina acrílica adira ao dente durante a polimerização.

Uma mistura fina de resina acrílica temporária é colocada na face da raiz à volta do orifício do canal. Evite colocar qualquer resina profundamente no próprio espaço do canal, uma vez que isso pode dificultar a remoção da coroa. Insira o clip de papel no canal. Encha a coroa de policarbonato com a mesma mistura de resina acrílica. Elimine quaisquer espaços vazios no material antes de o colocar no dente. Assente a coroa e confirme que está na posição correta em relação aos dentes adjacentes. O excesso de acrílico pode ser removido com um explorador para facilitar o corte. À medida que o material atinge uma consistência pastosa, a coroa deve ser bombeada para dentro e para fora do dente várias vezes para evitar que fique presa no lugar durante a polimerização.[48]

A coroa provisória com pino pode ser colocada em água quente para acelerar a polimerização. Antes de aparar e contornar, é útil marcar a margem no interior da coroa com um lápis afiado. A coroa provisória é aparada com discos de lixa. A coroa de policarbonato fica frequentemente sobrecontornada no terço gengival. Deve ser dada especial atenção à moldagem correta da restauração e à realização de quaisquer ajustes necessários na oclusão. A perfuração da coroa de policarbonato não é um problema porque existe um volume de acrílico subjacente. A coroa provisória é primeiro polida com pedra-pomes fina e depois com um polimento de dentadura de alto brilho.

O cimento temporário deve ser colocado apenas na parte coronal da restauração. Evite colocar cimento no espaço do canal. Um cimento de óxido de zinco-eugenol misturado com uma parte igual de petrolato é aceitável. Assente a coroa provisória e mantenha-a no sítio com uma pressão firme dos dedos até o cimento assentar. Limpe cuidadosamente o excesso de cimento à volta das margens.[48]

**Concha de plástico transparente**

***Outro método para a construção de uma coroa provisória com pino envolve a utilização de uma concha de plástico transparente.*** Embora a concha possa ser moldada por uma máquina de moldagem a vácuo, é mais fácil e económico adaptá-la utilizando massa de silicone. Comece por colocar a massa numa moldeira metálica não perfurada.

Cortar uma folha de material de revestimento ao meio e colocá-la numa armação de arame, com o lado brilhante para baixo. O material plástico é aquecido lentamente sobre uma chama até amolecer. Se for translúcido, deve tornar-se transparente à medida que amolece. Se o material for transparente, deve ser aquecido até começar a deitar um pouco de fumo.[48]

O material de coping aquecido é rapidamente transportado para o molde de diagnóstico. Se o dente a ser restaurado estiver muito partido, deve ter sido encerado até obter um contorno aceitável e duplicado em gesso ou pedra. É necessário um duplicado do molde porque o plástico quente derreteria a cera se fosse colocado sobre o molde original.

O tabuleiro carregado com massa é colocado sobre o plástico e assente firmemente no molde. Pode ser soprado ar comprimido sobre o molde para acelerar o arrefecimento. Após cerca de 30 segundos, o tabuleiro e a massa de silicone são removidos. Um invólucro de plástico bem adaptado cobre o gesso. O material de revestimento é retirado do molde e aparado com uma tesoura.

A concha acabada deve estender-se pelo menos um dente em qualquer direção a partir do dente a ser restaurado. Também deve ser aparada para não se estender mais do que 2-3 mm, para além do sulco gengival. Um clipe de papel é preparado da mesma forma descrita anteriormente. A extremidade é dobrada para ajudar na retenção da coroa provisória. A concha é preenchida com resina acrílica provisória. Antes de colocar a concha, examine o acrílico do exterior para se certificar de que não existem vazios ou bolhas óbvias. Estas podem ser eliminadas muito mais facilmente nesta altura do que podem ser preenchidas mais tarde. Se o molde parecer adequadamente preenchido, a concha pode ser colocada. Certifique-se de que está na posição correta, pressionando firmemente os bordos incisais dos dentes adjacentes. Evite pressionar o dente que está a ser restaurado, porque o material de coping pode assentar demasiado e distorcer a coroa provisória.

Quando o material atingir uma consistência pastosa, retire a casca e separe-a da coroa provisória. Se for deixada no local durante demasiado tempo, pode ficar presa no canal ou entre os dentes adjacentes.

Aparar o máximo possível com uma tesoura enquanto o acrílico ainda está pastoso. Volte a colocar a coroa no dente e remova-a. Coloque a coroa provisória numa tigela com água quente para acelerar a polimerização. A coroa provisória é contornada com um disco de lixa. Verifique a oclusão e ajuste-a se necessário. Polir a coroa primeiro com pedra-pomes e depois com um polidor de dentaduras de alto brilho. O procedimento de cimentação é o mesmo que o descrito para o policarbonato.[48]

## TRATAMENTO ESTÉTICO PÓS-CORE

### Reabilitação intraradicular

Ocasionalmente, a apresentação pós-endodôntica do canal pode ser demasiado larga para uma restauração direta de rotina. Isto pode ter ocorrido como resultado de ***cárie extensa ou instrumentação agressiva do canal.*** O paciente pode ser ***jovem com canais grandes***. A simples colocação de um pilar neste canal deixaria uma camada muito espessa de cimento. Também é difícil posicionar o pilar num local ideal para a restauração subsequente. ***O sistema de transmissão de luz Luminex é utilizado para reabilitar este canal para um***

***tamanho e forma ideais.***[11]

1. O canal é escareado até à profundidade desejada com um escareador de tamanho adequado.

   O alargador está correlacionado em tamanho e forma com um poste transmissor de luz correspondente e uma Âncora Luscent.

2. O ***Poste de Transmissão de Luz Luminex (LTP)*** é experimentado e ajustado para o comprimento. O canal é então seco, condicionado e enxaguado.
3. Um ***agente de ligação de quinta geração de cura dupla, Prime and Bond NT Dual Cure***, é então aplicado na superfície interna do canal, soprado com ar para eliminar a formação de poças, e fotopolimerizado.
4. Um micro-híbrido, Esthet X, é injetado no canal ligado e o ***poste transmissor de luz é empurrado para dentro da resina composta não curada*** até à sua profundidade total.
5. O LTP e a resina composta são fotopolimerizados em conjunto durante 60 segundos. O ***pilar transmissor de luz permite a passagem de luz através do seu corpo, mas não se liga ao material compósito.***
6. Utiliza-se uma pinça hemostática para ***rodar e remover a LTP, deixando um espaço de pino com a forma e o tamanho ideais para a âncora Luscent de tamanho adequado,*** que pode ser colocada imediatamente.

Nesta fase, o espaço do pilar pode ser tratado de forma rotineira. O procedimento pós-e-cirúrgico será previsível e o prognóstico para o dente muito melhorado.[11]

## TÉCNICA DE ANCORAGEM LUSCENT

***O pilar de ancoragem Luscent é um pilar de resina transparente de fibra de vidro, concebido para refratar e transmitir as cores naturais dos dentes para bases estéticas de pilares e núcleos.***[2,11,42,44] A âncora Luscent é radiolúcida e identificada nas radiografias pelo cimento de resina circundante. Concebida para ser colocada passivamente em canais preparados, está ***disponível em três diâmetros e é integrada em tamanho com os pilares transmissores de luz.*** A âncora Luscent é facilmente removida, para ***retratamento endodôntico***.

1. Utilizando o espaço do pilar criado, é experimentada uma âncora Luscent no canal. Se não tiver havido contaminação por humidade, a camada inibida por oxigénio ainda está disponível para a camada de restauração seguinte.

2. ***Luxacore, uma resina auto-polimerizável de mistura automática, é injectada diretamente no canal.*** O pilar Luscent é inserido na resina composta não curada e a ***construção do núcleo é iniciada imediatamente***. O Luxacore endurece em 4 minutos, altura em que pode ser moldado.
3. Após a preparação para uma coroa total, o poste e núcleo de ancoragem Luscent está pronto para os passos de moldagem e provisionalização.[11]

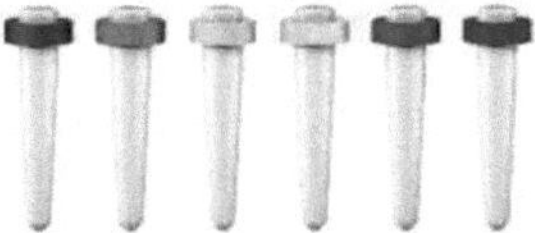

FIGURA 48: POSTO DE ANCORAGEM LUSCENT

***ÂNCORAS TWINLUSCENT POSTES TRANSMISSORES DE LUZ*** :

- Postes cónicos de resina reforçada com fibra de vidro, transmissores de luz, com uma ***ranhura única que começa perto da extremidade apical, pára a meio do poste e depois começa de novo.***
- Isto faz com que o pilar tenha um ***perfil semelhante a uma ampulheta,*** com protuberâncias subtis nas secções apical e coronal e uma área estreita a meio do pilar.
- Esta conceção inovadora é uma garantia visível contra a descolagem acidental do adesivo e do núcleo de resina A secção média fina cria um ***"estrangulamento físico".***
- Ao eliminar o aprisionamento da resina de ar, a ***ranhura de ventilação impede a deslocação rotacional***. Tudo isto se traduz numa excelente ***combinação de transmissão de luz, estética atractiva e o dobro da retenção.***

Tem as seguintes caraterísticas:

1) Estética

2) Fornece resistência monobloco

3) Secção média radial estreita que proporciona uma retenção dupla

4) Ranhura de ventilação longitudinal que proporciona resistência anti-rotação

5) Prático e rápido de utilizar .

Os postes estão disponíveis em quatro cores e tamanhos:

1) O branco é extra pequeno, com um tamanho de 1,26 mm

2) O amarelo é pequeno, com um tamanho de 1,40 mm

3) O vermelho é médio, com um tamanho de 1,54 mm

4) O azul é grande, com um tamanho de 1,68 mm.

Tem um baixo módulo de elasticidade de 20,1 GPa e uma resistência à flexão de 579 MPa. Tem uma capacidade de transmissão de luz de 11,9 Mw/cm.

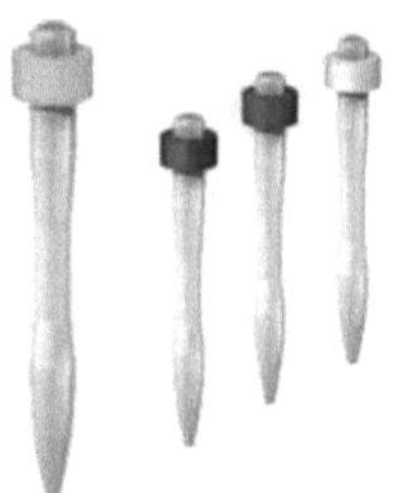

**FIGURA 49:** ***ÂNCORAS TWINLUSCENT POSTES TRANSMISSORES DE LUZ***

## PARAPOST FIBER WHITE TECHNIQUE

O ParaPost Fiber White Post é uma ***matriz de fibra mono-direcional de resina preenchida com um módulo de flexão que se aproxima muito do da dentina natural.***[4,11,18,44] A cor do pilar é

***branca translúcida,*** concebida para ***minimizar a sombra sob restaurações totalmente em cerâmica.*** Os ***pilares de lados paralelos*** destinam-se a um ***assentamento passivo*** no canal e a cabeça ***anti-rotativa do pilar*** estabiliza os materiais do núcleo. O ParaPost Fiber White está disponível em ***quatro diâmetros, codificados por cores para corresponder às brocas.*** Estes pilares são facilmente removidos quando é necessário ***efetuar um retratamento endodôntico***.

1. O canal pós-endodôntico é refinado com uma broca Para Post familiar, codificada por cores.
2. O pilar Para-Post Fiber White é experimentado no canal. O canal é seco, gravado, enxaguado e deixado ligeiramente húmido.
3. O One Coat Bond é aplicado no canal, diluído com ar e depois fotopolimerizado.
4. O Luxacore é injetado no canal ligado e o pilar Fiber White é assente no compósito não curado até à sua profundidade total. O núcleo pode ser construído imediatamente e é fixado em 4 minutos.
5. Com a aplicação criteriosa de materiais de construção, a base ideal da coroa é aproximada. Está agora pronta para a preparação final da coroa.[11]

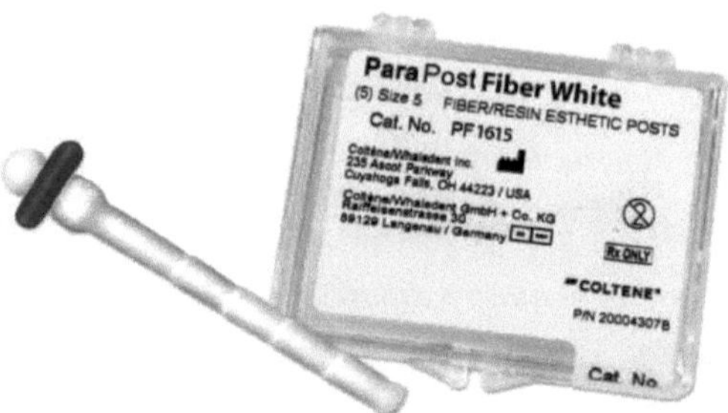


FIGURA 50: SISTEMA PARAPOST FIBER WHITE

## TÉCNICA DE PÓS FIBREKOR

O poste FibreKor utiliza ***fibras de vidro agrupadas numa matriz de resina.***[2,4,11] Os feixes são, por sua vez, impregnados com resina, curados e fresados com precisão. A ***cor branca do pilar mistura-se facilmente com a dentina,*** eliminando o efeito de auréola dos pilares metálicos ou de fibra de carbono por baixo das restaurações totalmente em cerâmica. ***O módulo de elasticidade do poste FibreKor é muito semelhante ao da dentina, ajudando a distribuir as forças de impacto de forma mais uniforme ao longo da interface do canal preparado.*** O pilar está disponível em três diâmetros com brocas de tamanho adequado. Se for necessário ***um retratamento endodôntico***, o poste FibreKor pode ser cuidadosamente extraído do canal utilizando brocas e berbequins convencionais.

1. O pino FibreKor é experimentado no espaço pós-endodôntico. O canal é refinado com as brocas com código de cores até se atingir uma profundidade satisfatória. O canal é seco, gravado, enxaguado e deixado húmido.
2. Bond 1, um agente de ligação de quinta geração, é aplicado no espaço do pilar e deixado a repousar durante 20 segundos. De

seguida, é suavemente diluído com ar e fotopolimerizado durante 40 segundos.

3. Build-it, uma resina composta de polimerização dupla misturada automaticamente, é injectada diretamente no canal ligado, e o pilar FibreKor é assente até à sua profundidade total no compósito não polimerizado. Esta camada pode então ser imediatamente fotopolimerizada, evitando qualquer possível contaminação do vedante adesivo à volta do pilar.
4. O núcleo pode ser construído imediatamente e, em poucos instantes, o post- and-core está pronto para a preparação protética final.[11]

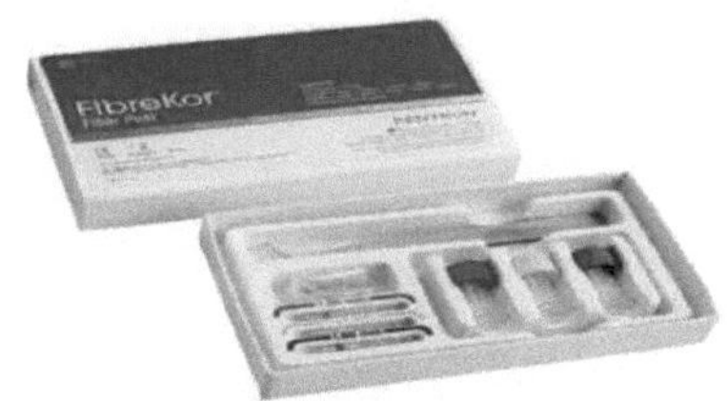


**FIGURA 51: POSTO FIBREKOR**

## TÉCNICA AESTHETI-PLUS

O sistema Aestheti-Post é, na verdade, uma série de postes que podem ser utilizados numa variedade de situações.[11,37] Os postes tradicionais são postes de fibra de duas fases, disponíveis em fibras de quartzo brancas ou transparentes. Existe também um poste cónico de fibra branca. Os postes têm caraterísticas semelhantes às dos seus antepassados de fibra de carbono, incluindo uma elevada resistência à flexão e um baixo módulo de elasticidade. Todos os pinos são recuperáveis se necessário para o retratamento endodôntico.

1. ***A evolução dos pilares sem metal: C-Post (fibra de carbono), Aestheti-post (fibras de quartzo brancas à volta das fibras de carbono), Aestheti-Plus (pilar totalmente estético).***
2. O pilar Aestheti-Plus é experimentado no canal pós-endodôntico. O conjunto de brocas correspondente é utilizado para preparar o canal para os pilares de duas fases. Depois de concluída a preparação, o canal é seco, condicionado, enxaguado e deixado húmido.
3. Um adesivo de quinta geração, One Step, é aplicado no canal e curado.
4. O Post Cement Hi-X, um cimento de resina de duas pastas, é utilizado para fixar o pilar no canal.
5. O Light-Core, um material translúcido, reforçado com fibra ótica e fotopolimerizável, completa a restauração, que está agora pronta para a preparação final da coroa.[11]

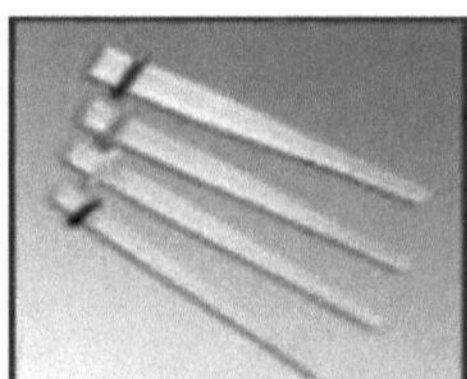

**FIGURA 52: AESTHETI-PLUS POST**

***SNOWPOST:***

- O Professor Bois e os seus colegas de Lyon desenvolveram o Snowpost através de uma investigação inicial sobre fibras de carbono.

- O Snowpost é composto por 60% de fibras de vidro de sílicazircónio dispostas longitudinalmente numa matriz de resina epoxídica.

- A sua forma é cilíndrica e tem um ápice cónico de 3°.
- Quatro diâmetros de 1 mm, 1,2 mm, 1,4 mm e 1,6 mm - estão incluídos no kit completo, juntamente com as brocas correspondentes.
- A extremidade cónica tem 4 a 6 mm de comprimento

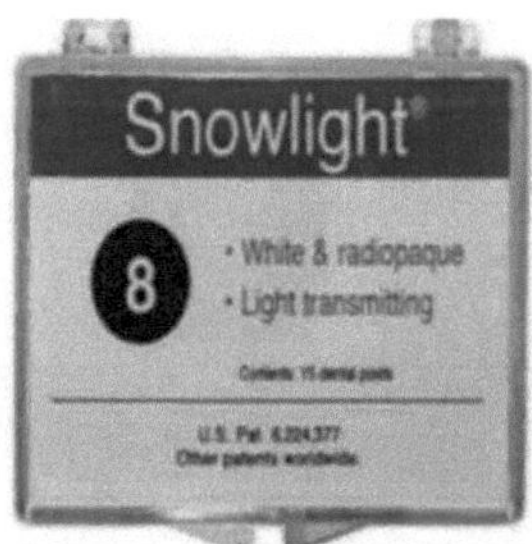


**FIGURA 53: SNOWPOST**

***POSTE DE FIBRA DE REFORÇO LIGÁVEL (POSTE DE FIBRA DE FITA):***

- Este método utiliza uma ***fibra de reforço aderente, um agente de ligação de quarta geração e um compósito híbrido de cura dupla*** como núcleo de construção.
- O material de reforço utilizado para o poste consiste em ***fibras tecidas de polietileno que são tratadas com um plasma de gás frio.***
- A utilização de fibras tecidas de polietileno tratadas com plasma de gás frio embebidas em compósito de resina convencional tem sido defendida para a ***estabilização corono-radicular de dentes sem polpa***.

- A Ribbond Inc. sugere que a sua fibra de polietileno tecida também pode ser utilizada para construir um poste e um núcleo compósitos colocados diretamente.
- O Ribbond mantém a ***resistência natural do dente e elimina a possibilidade de perfuração da raiz.***

- Adapta-se aos ***contornos naturais e*** às ***reentrâncias do canal*** e proporciona uma ***retenção mecânica*** adicional.
- ***Não*** existem ***concentrações de tensão*** na interface dente-pilar. O pino e o núcleo Ribbond são ***passivos e altamente retentivos.***

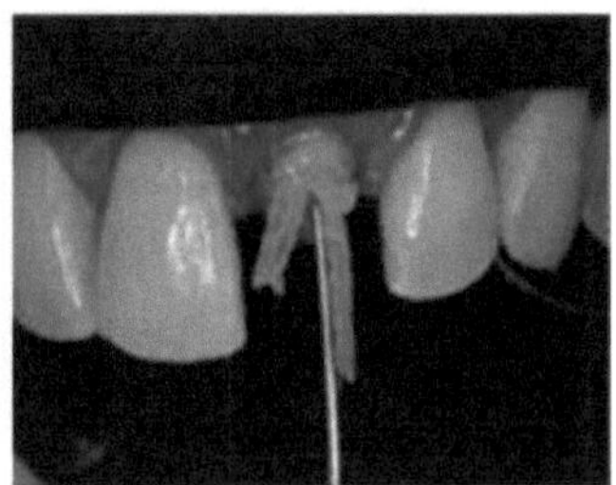

**FIGURA 54: POSTE DE RIBEIRO**

## *PILAR E NÚCLEO CERÂMICOS:*

A capacidade primária dos materiais cerâmicos para ***imitar a aparência da estrutura dentária foi combinada com melhorias na resistência e durabilidade que permitiram a utilização de restaurações totalmente em cerâmica*** em situações em que, anteriormente, apenas teriam sido colocadas restaurações reforçadas com metal. A utilização de cerâmica para fornecer um núcleo e retenção de pilar continua a ideia de utilizar ***um material resistente***

***mas estético para suportar todas as unidades de cerâmica*** sem afetar as suas propriedades ópticas.

***POSTES DE ZIRCÓNIO:***

- A introdução de cerâmicas de óxido de zircónio proporcionou um material com mais do dobro da resistência à flexão dos sistemas cerâmicos aluminosos, que pode assim ser utilizado para construir postes de diâmetros realistas.
- As cerâmicas de zircónio demonstraram ser ***biocompatíveis***.

  - A construção de um núcleo de cerâmica diretamente sobre os pilares de zircónio não tem sido possível devido aos diferentes coeficientes de expansão térmica dos materiais do núcleo e do pilar, o que resultaria na fratura do núcleo.
  - Os pilares de zircónio para canais radiculares demonstraram ser ***mais rígidos do que os pilares de aço inoxidável.***
  - ***Os pilares estéticos de cerâmica de zircónio*** estão disponíveis em formas tradicionais e podem ser utilizados em secções transversais de raízes redondas.
  - São ***radiopacos, biocompatíveis e mecanicamente rígidos e podem ser ligados a uma variedade de cerâmicas*** utilizando materiais de cimentação de resina, bem como compósitos.

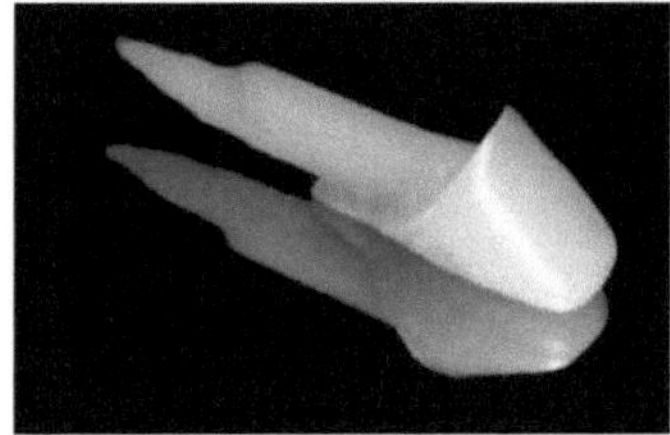

**FIGURA 55: PILAR DE ZIRCÓNIO**

***COSMOPOSTOS:***

- É um sistema de pilares cerâmicos e é indicado principalmente na ***região anterior esteticamente importante da maxila e da mandíbula.***
- De forma cilíndrica com uma ponta cónica, o Cosmopost está disponível em ***dois diâmetros relativamente largos (1,4 mm e 1,7 mm).***
- O pino de 1,4 mm é geralmente indicado na região anterior: apenas para ***os incisivos laterais e na mandíbula para os incisivos centrais e laterais***, enquanto o Cosmopost de 1,7 mm é utilizado para os casos em que o diâmetro da parte coronal da raiz ou do endodonto coronal indica clinicamente um pino de 1,7 mm para o canal radicular.
- Estes dentes são normalmente os ***quatro caninos e os incisivos centrais da maxila.***
- Dependendo da situação clínica, tanto o Cosmopost de 1,7 mm como o de 1,4 mm podem ser utilizados na região posterior.
- Geralmente, o pino de 1,4 mm é utilizado para pré-molares maxilares e mandibulares, enquanto o pino de 1,7 mm é utilizado para molares (canal distal na mandíbula, canal palatino na maxila).
- Os postes, tal como fabricados, têm uma superfície relativamente lisa e são subsequentemente tratados para tornar a superfície rugosa, o que aumenta a força de ligação entre o poste e o núcleo, quer sejam prensados a quente ou cimentados.

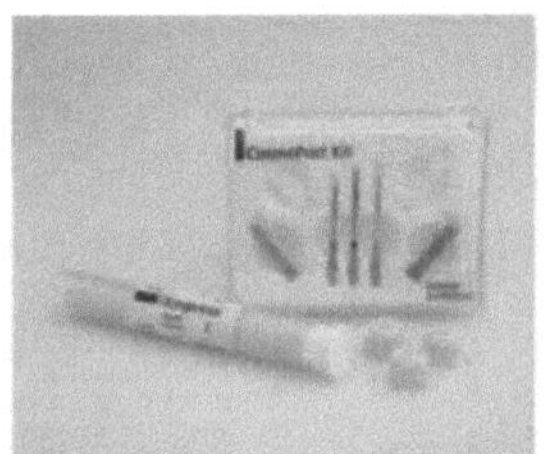

FIGURA 56 : COSMOPOST

## REMOÇÃO DOS POSTES EXISTENTES

Ocasionalmente, o dentista é confrontado com um dente tratado endodonticamente com um mau prognóstico devido à fratura da cavilha. ***O retratamento com um pino e núcleo não pode ser tentado a menos que o pino fracturado seja removido.*** No entanto, isto pode ser perigoso, porque as raízes são frágeis.

Se houver um comprimento suficiente de pino exposto coronalmente, o pino pode ser retirado com ***uma pinça de bico fino.*** Vibrar o pilar primeiro com um ***raspador ultrassónico*** enfraquecerá o cimento quebradiço e facilitará a remoção. Recomenda-se a utilização de uma ponta fina ***do raspador ou de uma ponta especial para remoção de pilares***. A remoção ultra-sónica é mais lenta do que outros métodos e pode resultar num aumento do número de fissuras intradentinárias no canal. Em alternativa, pode ser utilizado ***um puxador de pilares***. Este dispositivo é constituído por um torno para segurar o pilar e por pernas que se apoiam na face da raiz. Um parafuso ativa o torno, extraindo assim o pilar.[46]

Um pino que tenha fracturado no interior do canal radicular não pode ser removido com um extrator de pinos. A melhor forma de manusear um pino fracturado embutido foi descrita por ***Masserann***. Ele desenvolveu e concebeu um instrumento para extrair pinos ou instrumentos rígidos que estão partidos profundamente dentro das raízes com o mínimo de danos. O método consiste em agarrar o objeto através de um tubo ou trefina que actua como um tubo-vice. Este método é relativamente inofensivo para o dente e o periodonto.

***TÉCNICAS DE ACESSO:***

- A remoção bem sucedida dos pilares requer ***um acesso suficiente*** para que todos os materiais de restauração da câmara pulpar possam ser eliminados.
- Muitas vezes, os clínicos acedem à câmara pulpar através de uma restauração existente, se esta for considerada funcional, bem ajustada e esteticamente agradável. ***Se a restauração for considerada inadequada e/ou se for necessário um acesso adicional para realizar a tarefa de retratamento, então deve ser sacrificada.*** No entanto, em ocasiões específicas, pode ser desejável remover a restauração intacta para que possa ser re-cimentada após o tratamento endodôntico.
- ***A desmontagem coronal melhora o acesso, a visão e os esforços de retratamento.***
- Quando os procedimentos de pós-remoção são realizados através de uma restauração existente, são utilizadas ***ferramentas de corte rotativas de alta velocidade*** para preparar ***uma janela lingual ou oclusal,*** seccionar e eliminar o núcleo e

criar um acesso direto à câmara pulpar.

- Os diamantes de broca redonda #2 e #4, em conjunto com a água, são utilizados para ***cortar com*** mais ***segurança as restaurações de cor dos dentes, como a porcelana.***
- A ***broca transmetal é a broca de eleição para cortar metal*** porque a ***configuração em dente de serra das suas lâminas reduz as vibrações indesejadas*** ao cortar vários tipos de metais preciosos e não preciosos.
- As brocas redondas de carboneto de comprimento cirúrgico, #2 e #4 proporcionam um alcance alargado que melhora o acesso e a visão da câmara pulpar.
- As brocas redondas removem eficazmente a dentina e os materiais de restauração que normalmente entulham a cabeça de um pilar.
- Os diamantes cónicos de comprimento cirúrgico são vantajosamente utilizados com um movimento de escovagem ligeiro para refinar, alisar e alargar as paredes axiais e terminar todos os aspectos da preparação do acesso.

***A tecnologia piezoeléctrica em conjunto com instrumentos ultra-sónicos*** oferece vantagens importantes na execução de procedimentos de refinamento de acesso. Vantajosamente, os instrumentos ultra-sónicos de perfil pequeno permitem uma visão contínua e melhorada do campo de operação. Pelo contrário, uma broca rotativa numa peça de mão dentária é muitas vezes difícil de ver porque mesmo uma cabeça de tamanho pequeno bloqueia muitas vezes a linha de visão. ***Os instrumentos ultra-sónicos de aço inoxidável com revestimento***

***abrasivo, contra-ângulo, paralelos e estratégicos melhoram o acesso, a visão e a precisão de corte ao lixar progressivamente vários materiais.*** Os instrumentos ultra-sónicos mais finos e de lados mais paralelos são concebidos para trabalhar em espaços mais pequenos, como entre um poste e uma parede axial. É importante salientar que um instrumento ultrassónico de faces paralelas pode ser utilizado com segurança abaixo do orifício e lateralmente a um pilar, especialmente num canal de forma irregular. ***Se o espaço for ainda mais restritivo dentro do campo de operação, então um instrumento ultrassónico de titânio de tamanho adequado pode ser selecionado e é geralmente utilizado com uma intensidade mais baixa.*** Estes instrumentos proporcionam ao médico diâmetros mais finos e comprimentos mais longos em comparação com os instrumentos ultra-sónicos de aço inoxidável com revestimento abrasivo ou sem revestimento.

Os instrumentos ultra-sónicos são melhor utilizados com um ***movimento ligeiro de corte com pincel*** e no bordo periférico de um núcleo seccionado para lascar, partir e lixar materiais como cimento, compósito ou amálgama.

## *VIBRAÇÃO ROTOSÓNICA:*

- A Rotosónica é um método simples para soltar e remover potencialmente um poste totalmente exposto.
- A ***broca de ponta regular Roto-Pro*** (Ellman International; Hewlett, Nova Iorque) é uma broca de alta velocidade, com aderência por fricção, cujas ***seis faces estão unidas por seis arestas e, quando rodadas uma volta, as suas arestas***

***produzem seis vibrações por volta.***

- Quando o instrumento é rodado a ***200.000 RPM, produz 1,2 milhões de vibrações por minuto, ou seja, 20.000 vibrações por segundo.***
- Este instrumento proporciona um método económico para remover determinados postes.
- A broca é mantida em contacto íntimo com a obstrução e é geralmente levada no sentido contrário ao dos ponteiros do relógio à volta da coluna.
- Clinicamente, a vibração rotosónica proporciona um ***método de baixa tecnologia para remover potencialmente um pilar retido com um cimento mais tradicional, como o fosfato de zinco.***

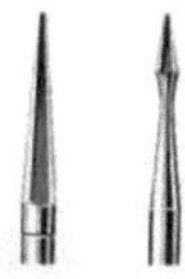

**FIGURA 57 : ROTOPRO BUR**

*ENERGIA ULTRA-SÓNICA:*

- Em sinergia, um ***gerador piezoelétrico em conjunto com um instrumento ultrassónico específico*** pode ser utilizado para transferir energia e potencialmente desalojar um poste.
- A extremidade distal mais ativa de um instrumento ultrassónico adequadamente concebido é mantida em ***contacto íntimo com o***

***pilar*** para maximizar a transferência de energia e promover a falha do cimento/ligação.

- O instrumento ultrassónico selecionado é ***energizado e movido à volta do pilar circunferencialmente e para cima e para baixo ao longo do seu comprimento exposto.***
- Mais uma vez, deve reconhecer-se que o subproduto da energia ultra-sónica é o ***calor.***
- Ao realizar procedimentos ultra-sónicos durante longos períodos de tempo e contra postes metálicos condutores maiores, o campo deve ser frequentemente ***lavado com água para diminuir a acumulação de calor*** e o potencial de ***transferência perigosa de calor para o aparelho de fixação.***
- A experiência sugere que, após a remoção de todos os materiais de restauração circunferenciais, a maioria dos pilares pode ser removida com segurança e sucesso em aproximadamente 10 minutos. Alguns pilares resistem à remoção mesmo após esforços ultra-sónicos utilizando a ***"Regra dos 10 minutos".***

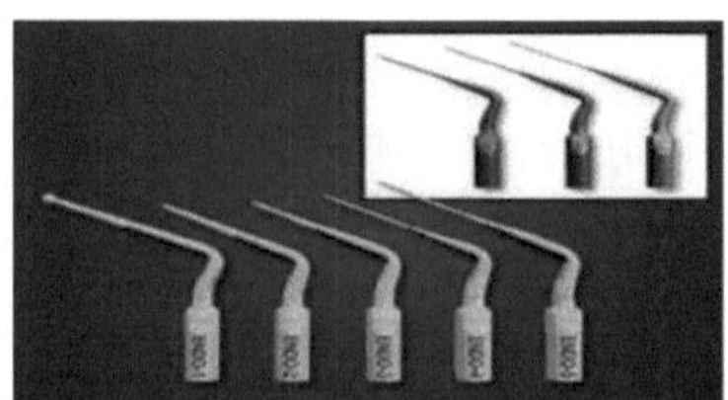

*FIGURA 58 : DICAS PROULTRA*

*OPÇÃO MECÂNICA:*

**Procedimento Masserann :**

Do kit Masserann

- O tamanho adequado da broca de trépano é determinado por

um calibre fornecido no kit.

- Uma vez que as brocas de trépano são tubos ocos de corte de extremidades, encaixam na extremidade do poste e deslizam pelo seu exterior.
- O instrumento é rodado à mão, abrindo uma pequena vala à volta do poste.
- O fragmento serve de guia para a remoção da dentina ou do cimento à volta do pilar.
- Depois de descer de um terço a metade da coluna, a broca do trépano é substituída pela broca do tamanho mais pequeno seguinte, que agarra a extremidade da coluna para a levantar do canal.
- Se necessário, as trepadeiras podem ser utilizadas para se prolongarem até ao fundo do poste para facilitar a remoção.

Após a remoção do pilar, o canal radicular é alargado com um alargador Peeso para que se possa fazer um pilar e um núcleo fundidos convencionais. Mais tarde, pode ser feita uma coroa adequada para o dente.[59]

***Vantagens :***

1) É simples,
2) É gerado pouco calor,
3) Não há perigo de empurrar os fragmentos para o interior da raiz, e
4) As forças excessivas são eliminadas com pouca probabilidade de perfuração ou fratura da raiz.

Esta técnica pode permitir salvar dentes estratégicos que de outra forma poderiam ser perdidos.[59]

***Pierre Machtou, Philippe Sarfati e Anna Genevieve apresentaram o sistema de remoção de pilares Gonon para remover pilares dos canais radiculares antes do retratamento endodôntico.***[32]

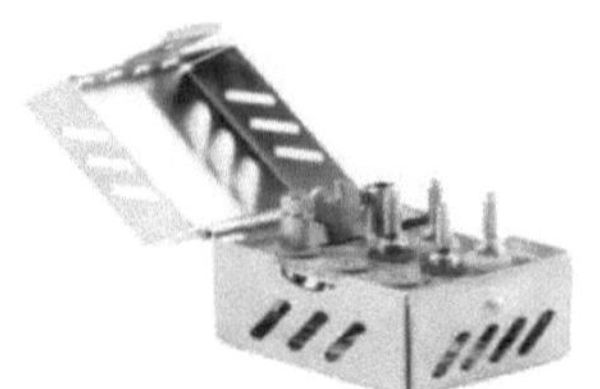

**FIGURA 59 : Kit Masserann**

**Técnica de pós-remoção de Gonon:**

O princípio deste instrumento é comparável a um parafuso de cortiça. O pilar e o dente são separados através da colocação do dente contra o pilar e da criação de força suficiente para ultrapassar a ligação.

1) O primeiro passo é libertar a cabeça do pilar da estrutura coronária do dente. Todas as restaurações, incluindo as coroas, devem ser removidas. A pré-redução circunferencial do núcleo pode ser efectuada com uma broca cónica de diamante a alta velocidade.
2) Um aparelho de ultra-sons é útil para vibrar o pilar e desintegrar o cimento.
3) Para facilitar a centragem da trefina, é utilizada uma broca especial incluída no kit Gonon para afinar a cabeça saliente do

espigão.

4) A trefina de alta resistência é utilizada para perfurar e medir o espigão saliente com o tamanho exato de um mandril correspondente que é especialmente fabricado para roscar o espigão.
5) Antes de o mandril ser aparafusado ao pilar, são colocados três anéis na sua haste. Isto actua para amortecer o mandril e para distribuir as forças sobre a superfície da raiz enquanto o pilar está a ser extraído.
6) O alicate de extração é fixado no mandril e as mandíbulas do alicate são expandidas apertando o botão serrilhado. Este procedimento permite separar o pino do dente de forma rápida e segura, facilitando o retratamento endodôntico.

Por vezes, o espaço entre os dentes adjacentes é mais pequeno do que a largura dos maxilares. Este problema pode ser resolvido introduzindo um tubo oco incluído na embalagem no mandril roscado "longo".[32]

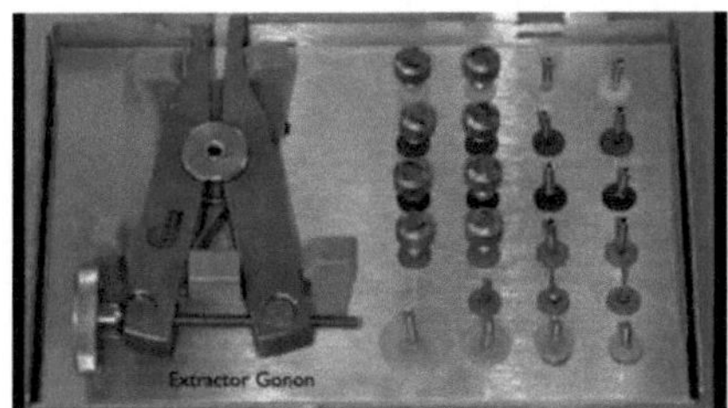


**FIGURA 60 : EXTRACTOR DE POSTES GONON**

## CONSIDERAÇÕES PROTÉTICAS

**Preparação da coroa e desenho da coifa:** A sobreposição da

superfície oclusal de ***um dente estruturalmente enfraquecido com uma coroa de onlay ou faceta (parcial ou total) proporciona uma distribuição uniforme da tensão para as forças oclusais.*** A potencial fratura devido ao ***efeito de cunha das restaurações intracoronárias é minimizada.*** Com restaurações onlay, deve ter-se o cuidado de assegurar que as porções do istmo e da caixa não se unam e actuem como uma cunha contra a preparação.[20]

As restaurações de gesso overlay devem ser consideradas para o dente tratado endodotnicamente com uma grande abertura de acesso e nos casos em que as cristas marginais que ligam os segmentos facial e lingual se perderam devido a cáries ou restaurações anteriores. As cáries ou restaurações cervicais enfraquecem adicionalmente as cúspides e, em combinação com as lesões oclusais, ditam uma cobertura protetora overlay.

A restauração coronal de um dente tratado endodonticamente envolve os mesmos princípios que as restaurações de um dente vital mutilado. ***Deve ser fornecida uma retenção adequada, a função oclusal deve ser restaurada, as superfícies axiais devem ser corretamente contornadas e deve ser utilizada uma faceta de porcelana ou acrílica quando a estética for uma consideração.*** Acima de tudo, as margens para a restauração final devem estar sempre sobre uma estrutura dentária sólida e apicalmente às margens de qualquer núcleo interno. Isto permite o controlo do desenho das margens, minimiza a fuga nas margens finais e facilita a construção do núcleo interno.

Nos dentes tratados endodonticamente, a extensão da coroa

final abaixo do núcleo interno proporciona uma distribuição mais uniforme das forças funcionais e serve para minimizar o risco de fracturas corono-radiculares. A ***coroa deve estender-se, sempre que possível, 1,5 a 2 mm na estrutura do dente para além da junção dente-núcleo para assegurar um efeito de ferrugem protetor.*** Esta ***banda metálica*** circundante ***ajuda a prevenir fracturas verticais na raiz ou fracturas horizontais da coroa.*** A virola pode ser usada como parte de uma fundição de núcleo de pino, incluída no desenho da restauração final, ou incorporada em ambos os procedimentos. No entanto, a violação da ligação epitelial não é justificável apenas para conseguir este efeito protetor.[20]

**Sobredentaduras :**

***"A sobredentadura é uma prótese completa suportada por dentes retidos e pelo rebordo alveolar residual". Uma*** vez que os "dentes retidos" são encurtados, contornados e alterados para serem cobertos, ***a terapia do canal radicular é imperativa para a sua retenção.*** Em 1969, ***Lord e Teel cunharam o termo "overdenture" e descreveu a técnica combinada de endodontia-periodontia-protética.***[20]

A retenção de raízes no processo alveolar baseia-se na observação comprovada de que, ***enquanto a raiz permanecer, o osso que a rodeia permanece.*** Este facto ultrapassa o antigo problema protético da ***reabsorção do rebordo.*** Assim, idealmente, ***a retenção de quatro dentes, dois molares e dois caninos, um em cada um dos quatro pontos divergentes de uma arcada, deveria garantir um equilíbrio perfeito e*** uma ***longa "vida"*** a uma prótese total.

Infelizmente, os pacientes que necessitam de próteses raramente apresentam estas condições ideais, e o dentista tem de se contentar com o melhor que pode ser concebido a partir da dentição restante. No entanto, uma situação a evitar é a disposição diagonal da arcada cruzada - um pilar molar num lado, por exemplo, e um canino no lado oposto. A ação de balanço e de torção criada por esta disposição leva a problemas e à perda de um ou de ambos os pilares. ***O pilar molar sozinho é preferível à situação do arco cruzado diagonal.***

Se os dentes pilares selecionados forem reduzidos a uma forma curta e arredondada ou em forma de bala - **literalmente** "enfiando" os pilares no interior da base da prótese - a relação coroa/raiz do dente melhora consideravelmente, especialmente quando os dentes periodontalmente envolvidos perderam algum apoio alveolar. Como dentes encurtados, no entanto, eles servirão admiravelmente como pilares para uma sobredentadura completa.[20]

***Indicações e vantagens :***

As indicações para as sobredentaduras incluem o apoio psíquico que alguns doentes recebem pelo facto de não serem totalmente desdentados. Ainda mais importante é a ***preservação do rebordo alveolar e a proteção do rebordo contra o stress proporcionada pelos dentes pilares firmes***. Deve também ter-se em atenção que ***a dimensão vertical é melhor preservada*** se a altura do rebordo for mantida. Um bónus a todas estas vantagens é o ***apoio, a estabilidade e a retenção derivados de pilares firmes.*** Todas estas vantagens são ainda maiores nos pacientes jovens condenados a usar próteses durante anos.

As sobredentaduras completas devem ser consideradas para praticamente todos os pacientes para os quais as extracções de boca inteira estão indicadas. Alguns destes dentes "sem esperança" podem ser tratados e mantidos como pilares para suportar uma sobredentadura, especialmente quando opostos por dentes naturais ou uma prótese parcial removível. A sobredentadura resiste melhor às forças oclusais que podem ser exercidas pelos dentes naturais do que a prótese total totalmente suportada por tecidos. Alguns atribuem esta ***resistência ao mecanismo sensorial propriocetivo derivado das raízes retidas sob a sobredentadura.*** A aplicação da sobredentadura ao suporte da prótese parcial também é indicada, mesmo que só esteja disponível um pilar.[20]

***Contra-indicações :***

A técnica de sobredentadura é contra-indicada quando ***o suporte alveolar remanescente é tão insuficiente que nenhum dente pode ser retido durante muito tempo.*** Por outro lado, as sobredentaduras são contra-indicadas se os dentes naturais remanescentes forem adequados para restaurar a boca com próteses parciais fixas ou amovíveis. A técnica de sobredentadura não deve ser um caminho para a conveniência.

***Seleção do dente do pilar :***

***"Um dente pilar saudável para uma sobredentadura deve ter uma mobilidade mínima, uma profundidade de sulco controlável e uma faixa adequada de gengiva aderente.***

Se estes pré-requisitos não existirem, a profundidade da bolsa pode ser reduzida e a gengiva aderente pode ser desenvolvida através de procedimentos periodontais adequados.[20]

Dentes saudáveis com obturações radiculares satisfatórias devem obviamente ser fortes candidatos à seleção do pilar. Os dentes com uma única raiz são normalmente mais fáceis de desratizar do que os dentes com várias raízes e deve ser dada preferência desde que o suporte ósseo e outras considerações sejam iguais. Os dentes multirradiculares podem, evidentemente, ser considerados para pilares de sobredentadura e as técnicas de hemisecção podem ser úteis.[41]

***Localização do dente do pilar:***

Os dentes ideais para reter são aqueles cujas forças oclusais causam maior destruição nas cristas. Ao contrário de uma dentição natural, ***os dentes caninos são ideais para reter.*** Em pacientes edêntulos, a porção anterior das arcadas é particularmente suscetível à reabsorção, pelo que ***os caninos e pré-molares são novamente a primeira escolha a ser salva, sendo os incisivos a segunda escolha.*** É especialmente importante ***salvar os dentes mandibulares*** devido às dificuldades encontradas na retenção de próteses inferiores. Mesmo salvando um único dente, um molar em particular, pode contribuir muito para o sucesso da prótese a longo prazo.[20]

***A quantidade de espaço entre pilares:***

As raízes adjacentes podem complicar o controlo da placa bacteriana e a construção da prótese. Quando o espaço inter-radicular é particularmente restrito, ***a remoção da raiz mais fraca*** pode valer a pena. Se as raízes adjacentes tiverem de ser preservadas, a abordagem mais simples ***é restaurar cada uma das duas superfícies com coifas individuais.***

A ligação das superfícies radiculares tem várias vantagens mecânicas. As cargas inclinadas podem ser resolvidas numa direção mais axial e haverá uma ***resistência marcada a cargas com uma componente lateral ou rotacional.*** O problema é a necessidade de proporcionar um espaço adequado para a limpeza sob a ligação. A conexão terá de ser afastada da gengiva, o que, por sua vez, irá complicar o desenho e a construção da prótese sobrejacente. Este método só funcionará se houver espaço suficiente entre os pilares para permitir um controlo adequado da placa bacteriana nas superfícies proximais. É uma abordagem que pode ser empregue quando um acessório está posicionado numa das raízes.[41]

***Dentes presentes na arcada oposta:***

Se todos os outros factores forem iguais, é normalmente uma prática sensata selecionar pilares de sobredentadura ***que se oponham aos dentes naturais remanescentes.***

Um achado clínico bem conhecido é a ***substituição fibrosa de uma crista maxilar que se opõe a seis dentes anteriores inferiores, se estes dentes forem os únicos sobreviventes na boca.***[41]

***Preparação do pilar:***

A preparação dos dentes do pilar é uma das chaves para a construção da sobredentadura. Partindo do princípio que o suporte periodontal é adequado, o operador pode escolher entre três abordagens para a preparação do pilar. O espaço vertical disponível é o principal constrangimento, pois deve ser considerado que tudo o que se projecta acima do nível da mucosa representa uma depressão ou buraco correspondente dentro da superfície de impressão da prótese.

As três abordagens básicas são:

***1) Preparação da superfície radicular imediatamente acima do nível da mucosa.***

a) O rosto de raiz nua.

b) A cobertura dourada em forma de cúpula

Esta abordagem ocupa um espaço mínimo com a menor influência no trajeto de inserção da prótese, compromete menos a resistência da prótese sobrejacente, mas oferece pouca estabilidade adicional e nenhuma retenção extra.

***2) A utilização de anexos***

A necessidade de espaço é intermédia entre as outras duas abordagens, sendo ainda necessária uma seleção cuidadosa da via de inserção, juntamente com uma avaliação do espaço disponível. O reembasamento e as reparações são normalmente mais complexos quando são utilizados acessórios, embora a estabilidade e a retenção que proporcionam possam ser muito valiosas.

***3) A cobertura em forma de dedal***

O dedal forma a secção interna de uma prótese telescópica de duas camadas. Esta abordagem ocupa a maior quantidade de espaço vertical e bucolingual e tem uma profunda influência no desenho da prótese. Dependendo dos contornos das coifas, é oferecido um aumento significativo tanto na retenção como no suporte.[41]

## TENDÊNCIAS FUTURAS

A reabilitação de pilares/núcleos é uma parte integrante da terapia dentária contemporânea e, tal como outros aspectos da dentisteria de restauração, beneficiou de novos materiais e tecnologias adaptados de outras indústrias e disciplinas médicas. Durante quase um século, a técnica padrão para a restauração de dentes muito danificados tratados endodonticamente consistia praticamente num pilar/núcleo metálico fundido ou num pilar metálico pré-fabricado com um núcleo de amálgama. Apesar do risco eminente de resposta galvânica, corrosão, microinfiltração e, pior de tudo, fratura radicular, a utilização de pinos metálicos continuou a ser o padrão de tratamento nos anos 90, presumivelmente por falta de alternativas viáveis. [th]A última década do século XX testemunhou o advento e a adoção de agentes de ligação adesiva fiáveis de 4[th] e 5[th] geração, bem como grandes melhorias nas restaurações em compósito. Ambos os avanços melhoraram as capacidades e a confiança dos clínicos.[4]

No final da década de 1980, dois dentistas em Grenoble, França, utilizando tecnologia utilizada nas indústrias automóvel e aeroespacial, desenvolveram, patentearam e comercializaram um pino endodôntico construído em compósito reforçado com fibra.[37] Embora a versão original não fosse radiopaca e estética, cumpria algumas das caraterísticas ideais do pino, incluindo a remoção atraumática em alguns minutos e a biocompatibilidade. O aspeto de proteção foi conseguido através do pilar de compósito reforçado com fibras, que possui uma elevada resistência e um módulo de elasticidade semelhante ao da dentina: 18 GPa a 50 GPa. Isto, por sua vez, distribui a tensão num padrão completamente diferente de qualquer metal, e mais parecido com a estrutura natural do dente.

Encorajados por resultados favoráveis em testes comparativos in vitro e sucesso clínico, a RTD / Bisco forneceu uma sequência de modelos avançados, incluindo a fibra de carbono radiopaca, seguida de postes estéticos não radiopacos. Outros fabricantes bem conhecidos introduziram a sua própria marca de postes estéticos mas de fibra não radiopaca. Os mais conhecidos são o ***Para-Post White e o FibreKor***. Estes são pinos paralelos que, tal como os seus homólogos metálicos, são frequentemente demasiado estreitos na extremidade coronal e demasiado espessos na extremidade apical, exigindo assim uma remoção adicional de dentina.[4,11,44]

Os pilares estéticos também variam de marca para marca em termos de força, resistência à fadiga e resistência à fratura em dentes criados endodonticamente. Por exemplo, Cormier e colegas determinaram que os ***sistemas de pilares estéticos RTD /Bisco eram superiores ao pilar FibreKor. O DT Light-Post resistiu melhor à fratura do que o Para-Post White no Zirconia Cosmopost.***[18,37,42,44] Isto pode estar relacionado com a diferença inerente na sua composição; o tipo de fibras (quartzo, vidro, zircónia), o volume de fibras utilizado (37% a 64%), o material da matriz (epoxy, Bis-GMA) e os processos de fabrico. Os postes leves DT têm uma conicidade nos 5 mm apicais ($2^0$ ), outra conicidade ($6^0$ a $10^0$ ) nos 5 mm seguintes e uma extremidade coronal paralela ($180^0$ ). Os pinos têm as mesmas propriedades mecânicas desejáveis que o seu antecessor de fibra de carbono, mas também satisfazem os dois últimos requisitos restantes dos critérios de pinos ideais: ***visibilidade radiográfica e estética***. O pino é altamente translúcido e pode ser usado como guia de luz de fibra ótica, para ajudar na polimerização de adesivos e cimentos de cura dupla no interior do dente.[4]

**POST BIOLOGICO :**

Idealmente, o material do pilar deve ter ***propriedades físicas, como o módulo de elasticidade, a resistência à compressão e a expansão térmica, e estéticas semelhantes às da dentina; além disso, deve ligar-se de forma previsível à dentina radicular.*** O único material que pode ter todas estas propriedades é ***a própria dentina.***

- A técnica utilizada por eles para o fabrico de um pilar de dentina envolveu a recuperação de um padrão de resina acrílica dos canais a partir de um modelo de gesso, que foi depois utilizado como referência para o contorno do pilar de dentina.
- O ***pilar de dentina assemelha-se muito à dentina radicular em todas as suas propriedades físicas, tais como o módulo de elasticidade, o comportamento viscoelástico, a resistência à compressão e a expansão térmica.***
- Além disso, verificou-se que a resistência à fratura da dentina é melhor do que a maioria dos materiais de restauração actuais.
- Um pilar de dentina forma uma ***unidade micromecânica homogénea com a dentina da raiz que resulta numa distribuição uniforme da tensão.***
- A semelhança entre a elasticidade de um pilar de dentina e a da dentina radicular pode permitir que a flexão do pilar imite a flexão do dente, de modo a que o pilar actue como um

***amortecedor,*** transmitindo apenas uma fração das tensões colocadas no dente para as paredes dentinárias.

- O facto de um pilar de dentina ser ***menos dispendioso*** torna esta prática uma opção viável em instituições dentárias que atendem maioritariamente pessoas de estratos económicos mais baixos.

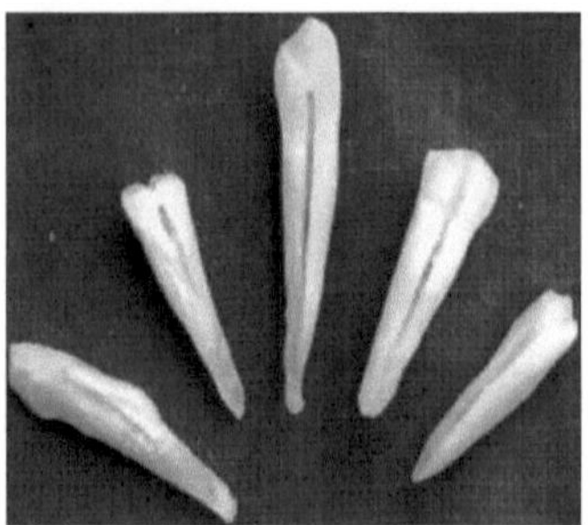

**FIGURA 61: PILAR DE DENTINA**

***O PEEK POST*** é um polímero policíclico, aromático, termoplástico, semicristalino e com uma estrutura linear. Este material é obtido como resultado da ligação de grupos funcionais de cetona e éter entre anéis de arilo e é um elemento de cor bronzeada na sua forma pura.

- Apresenta ***resistência à hidrólise, tem propriedades mecânicas superiores e é resistente a altas temperaturas.***
- Trata-se de um ***material biologicamente inerte***.
- Apresenta ***resistência à deterioração*** durante vários procedimentos de esterilização.
- O ponto de fusão é >280°C. Por conseguinte, pode ser processado com métodos de esterilização a quente.
- Apresenta uma elevada resistência ao desgaste químico. Pode ser modificado em conjunto com vários materiais.

- A propriedade mais importante deste material é o facto de ter um ***módulo de elasticidade baixo (próximo do módulo de elasticidade do osso).***
- Quando se pretende um aumento do módulo de elasticidade, o módulo de elasticidade do PEEK pode ser aumentado para níveis elevados com a adição de fibras de carbono.
- É um material muito leve, com uma densidade baixa (1,32 g / cm3) (7,8). Permite a realização de imagens por ressonância magnética (MRI).
- O calor por radiação não provoca a desintegração.
- As fases laboratoriais são simples.
- É um material de baixo custo que pode ser facilmente preparado dentro da boca.

Devido às propriedades mecânicas e biológicas superiores do material PEEK, pode considerar-se que, no futuro, as próteses feitas de polímero terão um lugar nas aplicações de rotina e que ***o material PEEK será utilizado em estruturas de pilares dentários e no campo da endodontia.***

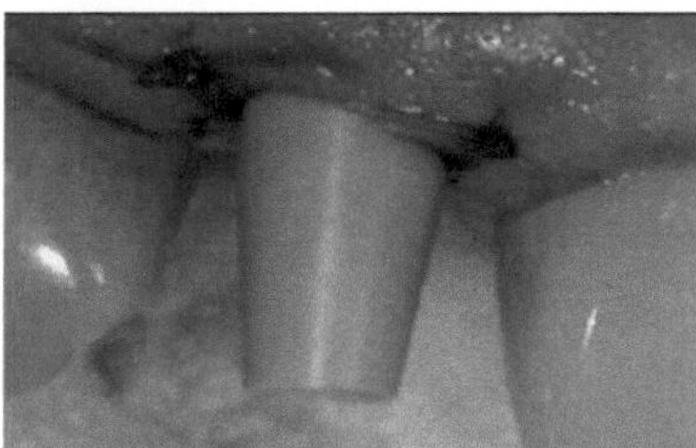

**FIGURA 62: MATERIAL DE ESPREITA**

O clínico tem muitas opções com a ***atual geração de sistemas de ligação, postes de fibra, resinas compostas e cerâmicas***. Ao utilizar estes materiais, o profissional precisa de compreender a química e as instruções para decidir qual o material dentário a utilizar numa determinada situação clínica. Ao fazer escolhas baseadas em evidências, o resultado final satisfará os objectivos e as necessidades do paciente.[55]

## CONCLUSÃO

Embora a restauração de dentes tratados endodonticamente tenha sido consideravelmente racionalizada por dados de investigação laboratorial recentemente disponíveis, ainda é necessária informação de ensaios clínicos controlados a longo prazo, que podem ser mais difíceis de obter. É importante ***preservar o máximo de dentes***

***A restauração de gesso é usada para manter a estrutura da raiz o mais possível, particularmente dentro do canal radicular, onde a quantidade de dentina remanescente pode ser difícil de avaliar.*** Um post-and-core é utilizado para fornecer ***retenção e suporte*** para uma restauração de gesso. Deve ter um comprimento adequado para ***uma boa distribuição da tensão, mas não tão longo que ponha em risco o selamento apical. O método mais seguro para criar espaço para o pilar é usar um obturador endodôntico aquecido para remover a guta-percha.*** Os dentes anteriores, parcialmente aqueles com canais alargados ou elípticos, devem ser construídos com um molde personalizado de pino e núcleo. A amálgama pode ser usada satisfatoriamente em dentes posteriores, embora se faltar muita estrutura coronal do dente, pode ser preferível um molde.

É evidente que os recentes avanços na ciência dos materiais tiveram um impacto significativo na restauração de dentes tratados endodonticamente. A capacidade de unir vários materiais de restauração entre si e à estrutura dentária continuará a revolucionar esta relação no futuro.

Não existe um pilar, núcleo ou restauração final que possa ser utilizado em todas as situações clínicas. A medicina dentária, tal como as outras profissões da área da saúde, não se dá ao luxo de poder limitar as variáveis que ocorrem diariamente na nossa prática clínica. Temos de aprender a trabalhar com estas variáveis e gastar menos tempo a tentar encontrar a que se aplica a todos os casos: a restauração ideal que pode ser produzida para as massas. Quando compreendermos os conceitos básicos de como reter os vários componentes da restauração e como proteger a estrutura dentária remanescente, a nossa capacidade de responder às inúmeras questões que surgem durante o processo de restauração será facilitada e resultará em restaurações finais baseadas em princípios de design sólidos.

## REFERÊNCIAS

1. Albuquerque RDC, Palleto LTDA, Fontana RHBTS, Cimini CA Jr. Análise da tensão de um incisivo central superior restaurado com diferentes pinos. J Oral Rehabil 2003; 30: 936-943.
2. Al-harbi F, Nathanson D. Avaliação in vitro de quatro cavilhas estéticas para núcleos de resina de base e dentes. J Prosthet Dent 2003; 90: 547-555.
3. Arora C, Singh RK, Chitre V, Aras M. Biomechanical considerations in the restoration of Endodontically treated teeth with post and core.
J. Ind . Prosth. Soc 2003; 3: 41-45.
4. Brown PL, Hicks NL. Reabilitação de dentes tratados endodonticamente usando o pino de fibra radiopaca. Compend Contin Edu Dent 2003; 24: 275-284.
5. Buranadham S, Aquilino SA, Stanford CM. Relação entre a extensão do pino e o nível ósseo em dentes anteriores. J Dent Res 1999; 78: 222 (resumo 930).
6. Caputo AA, Hokama SN. Propriedades de tensão e retenção de um novo pino endodôntico rosqueado. Quintessence Int 1987; 18: 431-435.
7. Cohen BI, Pagnillo MK, Newman I, Musikant BL, Deutsch AS. Retenção de um material de núcleo suportado por três designs de cabeça de pilar. J Prosthet Dent 2000; 83: 624-628.
8. Cohen S, Burns RC. Pathways of the Pulp. 8th Edn. St. Louis : Cv Mosby; 1994. p. 769-791.

9. Dean JP, Jeansonne BG, Sarkar N. Avaliação in vitro de um pilar de fibra de carbono. J Endod 1998; 24: 807-810.
10. Deutsch AS, Cavallari J, Musikant BL, Silverstein L, Lepley J, Petroni G. Fratura da raiz e o desenho de pilares pré-fabricados. J Prosthet Dent 1985; 53: 637-640.
11. Freedman GA. Tratamento Estético Pós-Núcleo. Dent Clin North Am 2001; 45: 103-116.
12. Galvan RI, Robertello FJ, Lynde TA. Comparação in vitro da libertação de flúor de seis materiais de núcleo direto. J Prosthet Dent 2000; 83: 629633.
13. Goldrich N. Construção de postes para dentes com restaurações existentes. J Prosthet Dent 1970; 23: 173-176.
14. Goss JM, Wright WJ Jr, Bowles WF. Aspeto radiográfico de pilares pré-fabricados em liga de titânio cimentados com diferentes materiais de cimentação. J Prosthet Dent 1992; 67: 632-637.
15. Guzy GE, Nicholls JI. Comparação in vitro de dentes intactos tratados endodonticamente com e sem reforço de endo-poste. J Prosthet Dent 1979; 42: 39-43.
16. Hall DL, Williams VM. Reparação da coroa com um pilar e núcleo fundidos. J Prosthet Dent 1985; 53: 641-642.
17. Hanson EC, Caputo AA. Meios de cimentação e caraterísticas retentivas de cavilhas. J Prosthet Dent 1974; 32: 551-557.
18. Hedlund SO, Johansson NG, Sjogren G. Retenção de pinos de canal radicular pré-fabricados e fundidos individualmente in vitro. Br Dent J 2003; 195: 155-158.

19. Hoag EP, Dwyer TG. Uma avaliação comparativa de três técnicas de pilar e núcleo. J Prosthet Dent 1982; 47: 177-181.
20. Ingle JI, Bakland LK. Endodontia. 4th ed. Baltimore : Williams and Wilkins; 1994: p. 880 - 920.
21. Iqbal MK, Johansson AA, Akeel RF, Bergenholtz A, Omar R. Uma análise retrospetiva dos factores associados ao estado periapical de dentes restaurados e tratados endodonticamente. Int J Prosthodont 2003; 16: 31-38.
22. Jacoby WE Jr. Técnica prática para o fabrico de um padrão direto para uma restauração pós-core. J Prosthet Dent 1976; 35: 357-360.
23. Karapanou V, Vera J, Cabrera P, White RR e Goldman M. Efeito da pós-preparação imediata e retardada na fuga de corante apical utilizando dois selantes diferentes. J Endod 1996; 22: 583-585.
24. King PA, Setchell DJ, Rees JS. Avaliação clínica de um pino endodôntico de carbono reforçado com fibra de carbono. J Oral Rehabil 2003; 30: 785-789.
25. Koutayas SO, Kern M. Postes e núcleos totalmente em cerâmica: O estado da arte. Quintessence Int 1999; 30: 383-392.
26. Krupp JD, Caputo AA, Trabert KC, Standlee JP. Retenção de pinos com cimento de ionómero de vidro. J Prosthet Dent 1979; 41: 163-166.
27. Kvist T, Rydin E, Reit C. A Frequência Relativa de Lesões Periapicais em Dentes com Posições de Retenção de Canal Radicular. J Endod 1989; 15: 578-580.

28. Kwan EH, Harrington GW. O efeito do preparo imediato do pilar no selamento apical. J Endod 1981; 7: 325-329.
29. Larato DC. Coroa unitária fundida para raízes de dentes anteriores sem polpa. J Prosthet Dent 1966; 16: 145-149.
30. Lewis R, Smith BGN. Um estudo clínico de coroas pós-retenção falhadas. Br Dent J 1988; 165: 95-97.
31. Lloyd PM, Palik JF. As filosofias da preparação do diâmetro das cavilhas: uma revisão da literatura. J Prosthet Dent 1993; 69: 32-36.
32. Machtou P, Sarfati P, Cohen AG. Pós-remoção antes do retratamento. J Endod 1989; 15: 552-554.
33. Malferrari S, Monaco C, Scotti R. Avaliação clínica de dentes restaurados com pilares de resina epóxi reforçada com fibra de quartzo. Int J Prosthodont 2003; 16: 39-44.
34. Mekayarajjananonth T, Kiat-amnuay S, Salinas TJ. Uma técnica combinada de cavilha direta e núcleo indireto. Quintessence Int 2000; 31: 19-23.
35. Mezzomo E, Massa F, Libera SD. Resistência à fratura de dentes restaurados com dois designs diferentes de pós e núcleos cimentados com dois cimentos diferentes: Um estudo in vitro. Quintessence Int 2003; 34: 301-306.
36. Milot P, Stein RS. Fratura radicular em dentes tratados endodonticamente relacionada com a seleção do pilar e o desenho da coroa. J Prosthet Dent 1992; 68: 428-435.
37. Monticelli F, Grandini S, Goracci C, Ferrari M. Comportamento clínico dos pilares de fibra translúcida: Um estudo prospetivo de

2 anos. Int J Prosthodont 2003; 16: 593-596.

3 8.Oliva RA, Lowe JA. Estabilidade dimensional do compósito usado como material de núcleo. J Prosthet Dent 1986; 56: 554-561.

39.Perel ML, Muroff FI. Critérios clínicos para postes e núcleos. J Prosthet Dent 1972; 28: 405-411.

40.Pilo R, Tamse A. Espessura de dentina residual em pré-molares inferiores preparados com as brocas Gates Glidden e Parapost. J Prosthet Dent 2000; 83: 617-623.

41.Preiskel HW. Overdentures Made Easy - A guide to Implant and Root supported prostheses. Quintessence, Chicago 1996. p. 45-66.

42.Purton DG, Chandler NP, Qualtrough AJE. Efeito da termociclagem na retenção de pinos de fibra de vidro para canais radiculares. Quintessence Int 2003; 34: 366-369.

43.Purton DG, Payne JA. Comparação de pinos de fibra de carbono e de aço inoxidável para canais radiculares. Quintessence Int 1996; 27: 93-97.

44.Qualtrough AJE, Chandler NP, Purton DG. Uma comparação da retenção de pinos de cor dentária. Quintessence Int 2003; 34: 199201.

45.Rolf KC, Parker MW, Pelleu GB. Análise da tensão de cinco desenhos de cavilhas endodônticas pré-fabricadas: um estudo fotoelástico. Oper Dent 1992; 17: 86-92.

46.Rosenstiel SF, Land MF, Fugimoto J. Contemporary Fixed Prosthodontics, 3rd Edition. St Louis : Mosby, 2001. p. 272-312.

47.Saupe WA, Gluskin AH, Radke RA Jr : Estudo comparativo da resistência à fratura entre pinos e núcleos morfológicos e um sistema de pinos reforçados com resina na restauração intrarradicular de raízes estruturalmente comprometidas. Quintessence Int 1996; 27: 483-491.

48. Shillingburg HT, Kessler JC. Restoration of the Endodontically treated tooth (Restauração do dente tratado endodonticamente). Chicago: Quintessence, 1982.

49. Sidoli GE, King PA, Setchell DJ. Uma avaliação in vitro de um sistema de pino e núcleo à base de fibra de carbono. J Prosthet Dent 1997; 78: 5-9.

50.Sirimani S, Riis DN, Morgano SM. Um estudo in vitro da resistência à fratura e da incidência de fratura vertical da raiz de dentes sem polpa restaurados com seis sistemas post-and-core. J Prosthet Dent 1999; 81: 262-269.

51. Sorensen JA, Engelman MJ. Efeito da pós-adaptação na resistência à fratura de dentes tratados endodonticamente. J Prosthet Dent 1990; 64: 419-424.

52. Sorensen JA, Engelman MJ. Desenho da ponteira e resistência à fratura de dentes tratados endodonticamente. J Prosthet Dent 1990; 63: 529-536.

53. Sorensen JA, Martinoff JT. Dentes tratados endodonticamente como pilares. J Prosthet Dent 1985; 53: 631-636.

54.Stern N, Hirshfeld Z. Princípios de preparação de dentes tratados endodonticamente para restaurações com cavilhas e núcleos. J Prosthet Dent 1973; 30: 162165.

55. Strassler HE, Cloutier PC, A New Fiber Post for Esthetic Dentistry. Compend Contin Edu Dent 2003; 24: 742-753.

56. Tidmarsh BG. Restauração de dentes posteriores tratados endodonticamente. J Endod 1976; 2: 374-375.

57. Vermilyea SG, Gardner FM, Moergeli JR. Cavilhas e núcleos em compósito: Efeito da humidade na adaptação da restauração de gesso. J Prosthet Dent 1987; 58: 429-431.

58. Weins FS. Endodontic Therapy. 5th Edn. St Louis. Mo : Mosby Yearbook; 1976 p. 770-771.

59. Williams VD, Bjorndal AM. A técnica de Masserann para a remoção de pinos fracturados em dentes tratados endodonticamente. J Prosthet Dent 1983; 49: 46-48.

60. Zmener O. Effect of dowel preparation on the apical seal of endodontically treated teeth. J Endod 1980; 6:687-690.

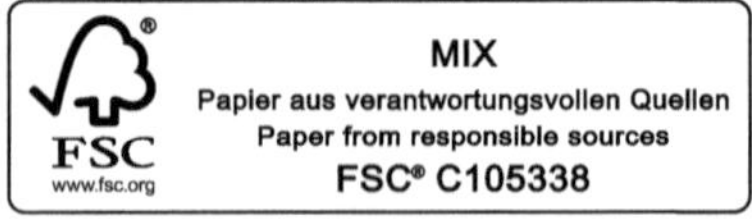


Printed by Books on Demand GmbH, Norderstedt / Germany